Mit den Augen eines Kindes sehen lernen

Dr. Bettina Bonus

Mit den Augen eines Kindes sehen lernen

Band I: Zur Entstehung einer Frühtraumatisierung bei Pflege- und Adoptivkindern und den möglichen Folgen

Bibliografische Information Der Deutschen Bibliothek:
Die Deutsche Bibliothek verzeichnet diese Publikation in der Deutschen Nationalbibliografie; detaillierte bibliografische Daten sind im Internet über <http://dnb.ddb.de> abrufbar.

Umschlaggestaltung, Satz und Layout: Meinolph Engels, Bonn
Herstellung und Verlag: Books on Demand GmbH, Norderstedt
Printed in Germany
ISBN-10: 3-8334-6086-5
ISBN-13: 978-3-8334-6086-9

Inhalt

Vorwort

Einnässen, schwieriges soziales Verhalten, Lernschwierigkeiten, motorische Unruhe, mangelnde Ausdauer, Konzentrationsstörungen und andere kindliche Auffälligkeiten sind Phänomene, die gerade heute bei Kindern und Jugendlichen allgemein immer häufiger auftreten (vgl. auch Linke, 2003).

Bei Pflege- und Adoptivkindern jedoch kann es sich bei den gleichen Phänomenen um die **Folge einer Frühtraumatisierung** handeln. Diese Symptome können unter Umständen bei den Pflege- und Adoptivkindern so schwerwiegend werden, dass sie für die Pflege- und Adoptiveltern kaum noch zu handhaben sind. Es kann sich eventuell ein entscheidender Unterschied zwischen den Problemen mit leiblichen Kindern und den Problemen mit Pflege- und Adoptivkindern zeigen.

Pflege- und Adoptiveltern sein, ist eine wunderbar erfüllende und sehr sinnvolle Aufgabe. Aber was ist, wenn auf einmal gar nichts mehr geht? Was ist, wenn es ungewöhnliche und sehr große Probleme gibt? Was ist in dem Fall, in dem die gewöhnliche Pädagogik versagt, die man durch die Erziehung leiblicher Kinder kennt?

Hier möchte ich Licht ins Dunkel bringen und deutlich machen, was genau eine Frühtraumatisierung ist, wie sie entsteht, wie die Folgen aussehen und wie man sie lindern oder sogar heilen kann

Ursprünglich wollte ich ein Buch zur **speziellen heilenden Pädagogik für frühtraumatisierte, hochproblematische Pflege- und Adoptivkinder** schreiben. Jetzt werden es jedoch mehrere Bücher, weil allein aus der Einleitung in das Thema schon das eigenständige Buch geworden ist, das Sie gerade in den Händen halten. Mit dieser Einleitung liegt Ihnen nun der erste Band aus der Reihe „Mit den Augen eines Kindes sehen lernen“ vor.

Bei diesem Band handelt es sich um eine Einführung in die spezielle heilende Pädagogik für **eine Teilgruppe** der frühtraumatisierten Pflege- und Adoptivkinder: Es geht um die **hochproblematischen** und **deutlich verhaltensauffälligen Pflege- und Adoptivkinder**. Eine so umfangreiche Einleitung in die heilende Pädagogik wird hier notwendig, denn nur wer zunächst die durch frühe Traumatisierung allzu sehr verletzten Kinder bis in ihre Tiefen kennen und verstehen lernt, kann anschließend mit ihnen einen pädagogisch heilenden Weg gehen.

Während meiner Seminar- und Vortragsreisen durch Deutschland habe ich bemerkt, wie groß bei den Pflege- und Adoptiveltern der Wunsch nach Antworten auf folgende Fragen ist:

- „Warum ist mein Pflege- oder Adoptivkind so problematisch?"
- „Sollen wir (noch) ein Pflege- oder Adoptivkind in unsere Familie aufnehmen?"
- „Wie sehen mögliche Folgen der frühkindlichen Erlebnisse von Pflege- und Adoptivkindern aus?"

Diese Fragen müssen beantwortet sein, bevor man sich detaillierter mit einer für diese Kinder entwickelten Pädagogik befasst. Natürlich weiß ich, dass wichtige Fragen wie: "Was mache ich jetzt konkret mit meinem Pflege- oder Adoptivkind?", und: „Wie sieht ein heilender Umgang mit frühtraumatisierten, hochproblematischen Kindern aus?", erst in den späteren Büchern erschöpfend beantwortet werden können - denn es gibt hierzu eine Menge zu sagen. Nach der Lektüre dieses Buches werden erst einmal viele Fragen offen bleiben. Gleichwohl bin ich davon überzeugt, dass Sie mit Hilfe der vorliegenden Einführung durchaus eine Idee davon bekommen werden, in welche Richtung eine heilende Pädagogik gehen könnte. So haben Sie sich durch die Lektüre dieses Buches schon einiges Handwerkszeug erarbeitet.

Die Erkenntnisse zu diesem einführenden Buch sind Teil der Ergebnisse meiner langjährigen Forschungsarbeit auf dem Gebiet der frühtraumatisierten Pflege- und Adoptivkinder. Sie basieren auf meinen über zwanzigjährigen Beobachtungen und Erfahrungen, die ich in einer sehr intensiven praktischen Arbeit mit diesen Kindern als Erzieherin, als Pflegemutter, als Assistenzärztin in der Kinder- und Jugendpsychiatrie und in meiner freien Praxis als Begleiterin und Beraterin mit Pflege- und Adoptivfamilien gemacht habe.

In dieser Zeit war es mir möglich, die Kinder in der praktischen Arbeit und im täglichen Leben mit ihnen gründlich kennen zu lernen. Ich hatte Gelegenheit, nach dem Warum zu fragen, Dinge von verschiedenen Perspektiven aus zu betrachten, verschiedene Herangehensweisen zu erproben und immer besser zu verstehen: „Was geht in diesen Kindern vor?“ und: „Warum verhalten sich hochproblematische Pflege- und Adoptivkinder gerade so und nicht anders?“

Um diese Fragen auch für Sie zu klären, werde ich Sie immer wieder im Laufe des Buches in das Innere dieser frühtraumatisierten Kinder entführen, um Ihnen zu ermöglichen **mit den Augen des Kindes zu sehen, mit dem Verstand des Kindes zu denken, mit dem Gefühl des Kindes zu fühlen und mit den Händen des Kindes zu handeln**.

Hat man erst einmal gelernt, die Erfahrungen eines frühtraumatisierten, hochproblematischen Kindes mit dessen eigenen Augen zu sehen, lässt sich die daran anschließende Pädagogik vergleichsweise leicht entwickeln (vgl. auch Grossmann & Grossmann 2003, nach Ainsworth 1974).

Die meisten Pflege- oder Adoptiveltern beginnen ihre Aufgabe als „Neueinsteiger“. Der eine hat Vorerfahrungen mit Kindern, aber vielleicht nicht mit traumatisierten, der andere hat sich bisher nie mit Kindern beschäftigt, der nächste ist eine Naturbegabung, ohne es zu wissen, und der übernächste hat sich das Ganze anders vorgestellt und möchte am liebsten aufgeben.

Vor der Aufnahme eines frühtraumatisierten Pflege- und Adoptivkindes wissen Sie häufig noch nicht, ob es sich um ein unauffälliges, ein problematisches oder gar um ein hochproblematisches Kind handelt. Sie sollten sich darüber im Klaren sein, dass die Erziehung eines solchen Kindes weit über das hinausgehen kann, was bei leiblichen Kindern erforderlich ist.

Aufgrund der Frühtraumatisierung und der in dieser Zeit aufgerissenen seelischen Wunden ist es zum Wohle des Kindes geboten, zusätzlich zum Aufwand einer normalen Erziehung, auch noch den notwendigen heilenden Weg im alltäglichen Leben mit dem Kind zu gehen. Selbst das unauffällige Kind hat Dinge erlebt, die es nicht verarbeiten konnte - gerade darauf beruht ja die Frühtraumatisierung.

In allen Pflege- und Adoptiveltern schlummert **potenziell ein Spezialist für frühtraumatisierte Kinder** (vgl. auch Eberhard G., Eberhard, K., 2000) - wenn Sie beginnen, sich in das Thema zu vertiefen, wenn Sie beginnen, sich in die Tiefen des Erlebten dieser frühtraumatisierten Kinder Schritt für Schritt hineinzubegeben. Wenn Sie lernen, alles mit den Augen dieser Kinder zu sehen, mit dem Verstand dieser Kinder zu denken, mit dem Gefühl dieser Kinder zu fühlen und mit den Händen dieser Kinder zu handeln, dann erschließt sich Ihnen allmählich auch die daraus folgende Pädagogik.

Für einen heilenden Weg mit Ihrem hochproblematischen, frühtraumatisierten Kind ist es aber notwendig zu wissen: **Erziehung ist Selbsterziehung!** - das heißt, Sie werden auch viel und hart an sich selbst arbeiten müssen, wodurch Sie sich auch selbst verändern. Manch bequeme und lieb gewonnene Gewohnheit werden Sie aufgeben müssen. Möglicherweise ist vieles von dem, was Sie sich bisher unter Ihrem zukünftigen Leben oder das Ihrer Kinder vorgestellt haben, in dieser Weise mit einem frühtraumatisierten Kind nicht mehr durchführbar. Auch die heilende Erziehung selbst kann manchmal Ihren Vorstellungen, wie sie sich im Laufe Ihres bisherigen Lebens gebildet haben, vollkommen widersprechen. Diese Vorstellungen sind für leibliche Kinder sicher gut, für hochproblematische, frühtraumatisierte Kinder jedoch können Sie grundverkehrt sein.

Vieles von dem, was Sie für einen heilenden Weg aufgeben, können Sie, wenn Sie das Kind erfolgreich zur Selbständigkeit geführt haben, ohne weiteres später wieder aufnehmen, denn es gibt auch ein Leben nach dem Kind. Die Veränderungen führen Sie einzig und allein für die Heilung des Ihnen anvertrauten Kindes durch.

Obwohl eine Heilung bei diesen tief verletzten und frühtraumatisierten Kindern oft schwer zu erreichen ist und viele Opfer verlangt, ist sie aber doch möglich. Voraussetzung dafür ist eine gefestigte Partnerschaft, die sich unter anderem durch Ruhe, Liebe, Geduld und Beständigkeit auszeichnet (vgl. auch Malter, 2003). Bei Alleinerziehenden ist neben einer gefestigten Persönlichkeit eine weitere Voraussetzung, dass sie auf viele Hilfen zurückgreifen können. In jedem Fall ist **Ihre Vision der erfolgreichen Heilung** sehr wichtig, weil erst ein Ziel ein Gelingen ermöglicht.

Oft kann die Heilung nicht ganz vollendet werden, aber mit hoher Wahrscheinlichkeit geht es dem frühtraumatisierten Kind nach der Zeit in Ihrer Familie besser als vorher. Es nimmt den Schatz, den Sie ihm durch Ihre Geduld, Energie und Mühe geschenkt haben, mit in sein Leben. Von nun an kann es wahrscheinlich ein anderes, positiveres Leben führen als das ohne Ihre Anstrengungen möglich gewesen wäre. Deswegen ist es immer lohnend, wenn Sie in Ihr Pflege- und Adoptivkind in allen Bereichen und mit voller Kraft investieren.

Noch ein Wort der Ermutigung an die Pflege- und Adoptiveltern und an solche, die es werden wollen: Was Sie da vorhaben, kann je nach Kind äußerst schwierig werden; prüfen Sie sich, ob Sie den Herausforderungen gewachsen sind. Wenn Sie aber den Sprung wagen und Ihr Vorhaben gelingt, dann ernten Sie eine große Bereicherung Ihres Lebens: Sie tauchen ein in eine unter Umständen unglückliche, zutiefst erschütterte kindliche Existenz, die Furchtbares erlitten hat, durch Ihren Einsatz jedoch gerettet werden kann. Dazu gehört Mut; und den brauchen Sie. Wenn es aber gelingt, werden Sie Ihrem schutzbefohlenen Kind eine Lebenswelt erobert haben, den freien Zugang zu einem erfüllten Leben, den es alleine nicht hätte erreichen können. Sie werden erfahren, dass Ihr großes Bemühen nicht vergebens gewesen ist und das Glück spüren, das den wirklichen Helfer belohnt.

Im Laufe Ihrer möglicherweise schwierigen Erziehungsaufgabe werden Sie notgedrungen Fehler machen. Das ist nicht zu vermeiden; niemand ist unfehlbar (vgl. auch Nienstedt und Westermann, 1998). Solche Fehler müssen Sie sich eingestehen und daran arbeiten, sie künftig zu vermeiden. Denken Sie daran, dass ein Fehler erst wirklich schlimm wird, wenn man nichts daraus lernt. Nur in einem dürfen Sie niemals und auf keinen Fall nachgeben: Zu Ihrem Kind müssen Sie felsenfest stehen, komme was will! Das Kind muss buchstäblich auf Ihre Verlässlichkeit bauen können - nur dann hat es eine Chance.

Ich hoffe mit diesem Buch dazu beizutragen, Ihnen den Umgang mit Ihren Pflege- oder Adoptivkindern zu erleichtern, weil Sie verstehen lernen, was sich vor Ihren Augen bei Ihrem Kind abspielt.

I. Einleitung

Bevor wir zu dem eigentlichen Thema der Frühtraumatisierung aus Sicht des Kindes und deren Folgen kommen, möchte ich vorab noch einige wichtige Informationen und Definitionen geben, die für das Verständnis wichtig sind:

1. Worum geht es in diesem Buch?
2. Um welche Kinder soll es in diesem Buch gehen?
3. Für wen ist dieses Buch geschrieben?
4. Der Unterschied zwischen „klassischen Waisen“ und „Sozialwaisen“
5. Adoptivkind ist nicht gleich Adoptivkind
6. Gemeinsamkeiten und Unterschiede zwischen Adoptiv- und Pflegekindern
7. Fremdwörter und Fachbegriffe
8. Eine kleine Anmerkung vor Beginn

1. Worum geht es in diesem Buch?

In diesem Buch geht es vor allen Dingen um die Sicht und die Erlebensweise der Kinder, die in einem frühen Lebensalter seelische Traumatisierungen erfahren haben und später zu Pflege- oder Adoptivkindern werden. Sie, die Leser dieses Buches, werden in eine besondere Herangehensweise eingeführt, die Ereignisse mit den Augen der Kinder sehen zu lernen.

Sie werden erfahren, was ein seelisches Trauma von einer seelischen Verletzung unterscheidet und im Besonderen, was man unter einer Frühtraumatisierung versteht.

Eine seelische Verletzung, beispielsweise wenn man vom geliebten Partner verlassen wird, tut unter Umständen sehr weh. Aber man kann Trauerarbeit leisten, die Zeit heilt viele Wunden. Es hilft, mit Freunden über die eigenen Gefühle zu sprechen und seine Enttäuschung zu artikulieren. Mit der Zeit verliert der Schmerz seine Schärfe und eine leise Trauer bleibt übrig, die man vielleicht sogar als angenehme Wehmutsfärbung in Erinnerung an eine dichte Lebensphase schätzt und aus der man lernen kann, bestimmte Fehler nicht mehr zu begehen.

Eine solche Trauerarbeit ist nicht mehr möglich beim Erlebnis des Traumas (griech. für Wunde). Die Zeit heilt hier gar nichts mehr. Der Schmerz ist buchstäblich unerträglich groß, man kann ihn nicht mehr verarbeiten, er würde das Gemüt überschwemmen (vgl. auch Lambeck, 2002). Um überleben zu können, muss man das traumatisierende Erleben vom Bewusstsein abspalten. Es drängt aber immer wieder ans Licht, um bearbeitet zu werden. Verschiedene Strategien existieren, um den Schmerz vom Bewusstsein fernzuhalten. Diese aber erfordern viel Kraft und führen zu Auffälligkeiten.

Eine Frühtraumatisierung findet im frühen Kindesalter statt. In dieser Zeit hat das Kind schon aufgrund seiner Unreife noch nicht die Möglichkeit, allzu eindrückliche Erlebnisse zu verarbeiten. Deshalb tritt ein Trauma beim kleinen Kind viel leichter, schneller und sogar schon bei unspektakulären Begebenheiten ein (vgl. auch Lambeck, 2002). Bei der Frühtraumatisierung werden Lebensprozesse verletzt, so dass ein solches Kind an Lebenskraft verliert und sich existenziell bedroht fühlt.

Sie werden erfahren, dass es verschiedene Stationen gibt, in denen das spätere Pflege- und Adoptivkind frühtraumatisiert werden kann, und an welchen Stellen man Frühtraumatisierung vermeiden kann.

Im letzten Kapitel möchte ich die vier wichtigsten Folgen einer Frühtraumatisierung darstellen, die psychischen Ursachen dieser Folgen aus dem Erleben des Kindes heraus entwickeln und Ihnen zeigen, dass diese Folgen sehr ineinander verwoben auftreten.

Schon in diesem Buch finden Sie gerade gegen Schluss immer wieder eingeflochten kleine Ausblicke in die pädagogischen Voraussetzungen und Vorgehensweisen, die heilend wirken können, meist zu den älteren Pflege- und Adoptivkindern, und die dann in aller Ausführlichkeit in dem Buch zur Pädagogik beschrieben werden. Dort wird dann auch auf die Pädagogik hinsichtlich jüngerer Kinder eingegangen.

2. Um welche Kinder soll es in diesem Buch gehen?

Es geht um Pflege- und Adoptivkinder im Allgemeinen, aber ganz speziell werde ich mich in diesem Buch vor allen Dingen um die **hochproblematischen** oder auch **hochauffälligen** Pflege- und Adoptivkinder kümmern.

Was versteht man unter hochproblematisch oder hochauffällig?

Hochproblematische und hochauffällige Kinder sind auf eine Art und Weise schwierig, dass die Pflege- und Adoptiveltern im Leben mit diesen Kindern immer wieder an ihre absoluten Grenzen stoßen. Beide Begriffe werde ich in diesem Buch austauschbar verwenden. Hochproblematische Kinder zeigen zum Teil so dramatische Folgen ihrer erlittenen Schicksalsschläge, dass wir Erwachsenen die Vorfälle manchmal mit unserem gesunden Denken nicht mehr nachvollziehen können. Wir stehen häufig vor Rätseln des menschlichen Verhaltens.

Da wir Erwachsenen uns die Situationen, in die wir mit diesen hochproblematischen Kindern geraten, vorher nicht ausmalen können - sie liegen so fernab unseres Denkens, Fühlens und Handelns - werden wir häufig unvorbereitet mit den Vorfällen konfrontiert. Schon fünf Minuten später fällt es uns schwer, überhaupt zu erzählen, was sich da vor unseren Augen abgespielt hat, weil das Verhalten dieser Kinder zum Teil so absurd und abstrus ist, dass wir solche Verhaltensweisen nicht für möglich halten würden. Das lässt uns dann überrascht und schockiert innehalten. Wir zweifeln an uns: Haben wir etwas übersehen? Hätten wir anders handeln sollen? Haben wir alles richtig gemacht? Ist es vielleicht unsere Schuld? Hätten wir schneller und effektiver helfen sollen? - Diese Fragen stellt man sich im Nachhinein.

Ich möchte betonen, dass die hochproblematischen Pflege- und Adoptivkinder nur einen Teil der Gesamtheit aller Pflege- und Adoptivkinder bilden (vgl. auch Koppe, Malter und Stallmann, 2000). Es gibt weniger schwierige bis wirklich **vollkommen unauffällige** Pflege- und Adoptivkinder, die zwar hin und wieder auch einmal in diesem Buch auftauchen, aber nicht im Fokus stehen. **Dennoch**

gibt es diese vollkommen unauffälligen Pflege- und Adoptivkinder, und ich möchte nicht, dass am Ende des Buches der Eindruck entsteht, es gäbe nur hochschwierige Pflege- und Adoptivkinder.

Mir liegt sehr am Herzen, Ihnen das **Verständnis für die sehr spezielle Gruppe der hochproblematischen Pflege- und Adoptivkinder** nahe zu bringen, damit diese Kinder in Zukunft mehr geschützt sind vor unnötigen weiteren Frühtraumatisierungen. **Gerade sie benötigen dringend unsere Hilfe.** Gerade sie brauchen dringend unsere Familien, in denen sie ein neues und dauerhaftes Zuhause finden können. So früh wie möglich sollten diese Kinder eine schützende Pflege- oder Adoptivfamilie finden, in der sie bis zum Erwachsenenalter bleiben dürfen, besser wäre, noch bis zum Stadium der Heilung (vgl. auch Eberhard, Eberhard und Malter, 2001).

Durch das neu erworbene Verständnis werden Elternpaare eher bereit sein, diese hochproblematischen Kinder dauerhaft bei sich leben zu lassen und die notwendigen Energien und Opfer für diese sehr speziellen Kinder aufzubringen. Nur durch unser Opfer für diese Kinder haben sie in sicheren Pflege- und Adoptivfamilien eine Chance auf Heilung, Leben und Zukunft.

Das Leben mit ihnen ist oft schwierig, manchmal scheinbar ausweglos, zugleich aber auch unendlich kostbar. Diese Kinder haben unermesslich wertvolle Seiten, die leider viel zu oft vollkommen übersehen werden. Wir können so viel von ihnen lernen, auch über uns selbst, sie führen uns oft an die menschlichen und irdischen Grenzen. Sie lassen uns manchmal in tiefe, dunkle Schluchten in unserem Innern blicken, aber auch hinter viele Menschheitsgeheimnisse, die uns sonst verschlossen bleiben würden. Sehen Sie dies auch als Chance für sich selbst und Ihre persönliche Entwicklung.

All die vielen hochproblematischen Pflege- und Adoptivkinder, die ich in langen Jahren ganz hautnah begleiten durfte, sind mir sehr ans Herz gewachsen, und ich habe so viele wunderschöne Erinnerungen an sie, die ich in meinem Leben nicht mehr missen möchte. Ich möchte in diesem Buch allen Menschen Mut machen, mit diesen Kindern trotz aller Schwierigkeiten voll Freude und Hingabe zu leben und zu arbeiten.

3. Für wen ist dieses Buch geschrieben?

Kurz: **für alle Menschen, die mit Pflege- und Adoptivkindern zu tun haben**: abgebende Mütter, Ursprungsfamilien, Adoptiv- und Pflegeeltern, zukünftige Adoptiv- und Pflegeeltern, Adoptiv- und Pflegeverwandte, Richter, Rechtsanwälte, Sozialarbeiter, Sozialpädagogen, Erzieher, Mitarbeiter von Jugend- und Gesundheitsämtern, von Frühförderzentren, von Sozialpädiatrischen Zentren, von Kinderkliniken, von Kinder- und Jugendpsychiatrien, Menschen, die eine Vormundschaft oder Betreuung übernommen haben, Lehrer, Begleiter und Berater der Familien, Kinderärzte, Kinder- und Jugendpsychiater, Psychotherapeuten, Nachbarn, Freunde und Bekannte der Pflege- und Adoptivfamilien - und für alle Interessierten.

Im Zentrum meiner Ausführungen stehen allerdings Pflege- und Adoptiveltern, sowie die Bewerber, die vor der Entscheidung stehen, ein Pflege- oder Adoptivkind aufzunehmen. Dennoch spreche ich auch die anderen oben aufgeführten Berufs- und Menschengruppen gezielt an, denn es ist mir sehr wichtig zu betonen, dass wir alle eine hohe Mitverantwortung dafür tragen, dass Pflege- und Adoptiveltern ihre schwierige und herausfordernde Aufgabe eines heilenden Weges mit ihren hochproblematischen Kindern bewältigen können. Hierbei sollten sie von uns jede nur erdenkliche Unterstützung erfahren.

Letztendlich muss sich jeder selbst das herausziehen, was ihn speziell betrifft. Nicht alles, was in diesem Buch beschrieben ist, wird auf ein spezielles Kind zutreffen. So gibt es Vieles, was Sie vielleicht von dem Kind gar nicht kennen, das Sie jetzt gerade privat oder beruflich begleiten. Aber ich weiß, dass man immer wieder Nuancen, die hier beschrieben sind, bei dem einen oder anderen Pflege- und Adoptivkind anhand der Beispiele neu erkennen kann und sie dann anders sieht als zuvor.

Dieses Buch wird eine Hilfe sein, die manchmal unerklärlichen Verhaltensweisen der hochproblematischen Pflege- und Adoptivkinder besser zu verstehen. Diese Kinder haben es verdient, verstanden zu werden. **Man darf sie weder mit leiblichen Kindern noch mit Scheidungskindern vergleichen**, sonst wird man ihnen nicht gerecht werden. Es sind eben Pflege- und Adoptivkinder mit ihren ganz besonderen Problemen und Qualitäten.

4. Der Unterschied zwischen „klassischen Waisen" und „Sozialwaisen"

Ein **klassisches Waisenkind** ist ein Kind, das bei ganz normalen, psychisch und sozial unauffälligen, bürgerlichen, leiblichen Eltern aufwächst, die dann versterben (vgl. Duden Fremdwörterbuch, 2005). Diese klassischen Waisenkinder haben **bis zur Trennung von den leiblichen Eltern keinerlei Frühtraumatisierung erlitten**. Sollte sich im Nachhinein eine Frühtraumatisierung vor dem Tod der Eltern herausstellen, handelt es sich nicht mehr ausschließlich um klassische Waisen. Durch den Tod ihrer Eltern und somit der Trennung in einem frühen Alter werden natürlich auch diese Kinder frühtraumatisiert. Aber diese kleinen Kinder können während der Schwangerschaft und der Zeit danach Vertrauen zur Welt und zu ihren leiblichen Eltern aufbauen. Sie bekommen alles, was sie zu einer gesunden Entwicklung brauchen und haben damit gute Voraussetzungen, später trotz der Frühtraumatisierung ein normales, bürgerliches Leben zu führen. Ein **Spezialfall** dieser klassischen Waisen ist die **vorübergehende klassische Waise**. Ein Beispiel wäre die alleinerziehende leibliche Mutter, die schwer körperlich erkrankt, vielleicht in ein Koma fällt, mit der Folge, dass sie sich um ihr Kind nicht mehr kümmern kann und dieses Kind bis zur Genesung der Mutter irgendwo versorgt und erzogen werden muss. Von beiden Typen klassischer Waisen ist in diesem Buch nicht die Rede, denn in ihrem Fall verhält sich alles, aber auch alles anders. Die Folgen und der Umgang sind ganz anders zu sehen und umzusetzen als hier beschrieben. Das bitte ich dringend zu beachten.

Sozialwaisen dagegen sind Kinder, die aus bei den Eltern liegenden Gründen von diesen getrennt wurden (vgl. Duden Fremdwörterbuch, 2005). Mit hoher Wahrscheinlichkeit gab es auch andere Frühtraumatisierungen als nur die Trennung von den leiblichen Eltern, denn kein Kind wird ohne Grund von den leiblichen Eltern getrennt. Diese Geschichte, die zur Trennung führte und das Geschehen danach, machen den eigentlichen Unterschied zwischen klassischen Waisenkindern und Sozialwaisen aus. Die leiblichen Eltern leben in der Regel noch. Das kann die abgebende Mutter sein, die zu dem Schluss kommt, kein Kind haben zu wollen. Dennoch bringt sie aus verschiedenen Gründen ihr Kind zur Welt. Manchmal war es auch einfach zu spät für eine Abtreibung. Es kann auch eine abgebende Mutter sein, die zu dem Schluss kommt, kein Kind versorgen zu können, sei es aus Altersgründen oder weil sie psychisch krank ist, aus familiären, pädagogischen, sozialen oder finanziellen Gründen. Es können schützende Hände von außen sein. Diese sehen vielleicht, dass die Bedingungen, wie sie das Kind vorfinden würde, für seine gesunde Entwicklung einfach nicht geeignet sind und so das Kind gleich nach der Geburt von der leiblichen Mutter trennen. Oder während des gemeinsamen Lebens zwischen Kind und leiblicher Mutter zeigt sich erst mit der Zeit, dass ein Zusammenleben nicht funktioniert. Dann kommen hoffentlich schnell schützende Hände von außen, die das Kind aus guten und mit dem erwachsenen Verstande nachvollziehbaren Gründen aus der leiblichen Familie herausnehmen. Andere leibliche Mütter hingegen geben ihre Kinder aus eigenen Stücken fort, weil sie spüren, dass sie im Alltag mit ihrem Kind schnell an ihre Grenzen kommen.

In diesem Buch wird nur von Sozialwaisen die Rede sein, auch wenn es in Folge nicht mehr eigens hervorgehoben wird.

Wann nimmt man ein Kind aus der Ursprungsfamilie heraus? In den meisten Fällen ist eine Herausnahme in Deutschland gut begründet und berechtigt. Es gibt aber Einzelfälle, in denen ein Kind unberechtigt aus einer Familie herausgenommen wird, oder auch solche, in denen die Kinder zu lange in einer traumatisierenden Familie belassen werden (vgl. auch Stolz, 2001; Zenz, 2004, Rückert 2005). Hier liegt eine Aufgabe für die Zukunft. Es müssen hier noch genauere Abwägungskriterien entwickelt werden.

5. Adoptivkind ist nicht gleich Adoptivkind

In diesem Buch wird nur von ganz bestimmten Adoptivkindern die Rede sein: Von solchen, die vollständig von ihrer leiblichen Familie getrennt wurden. Es gibt nämlich auch noch diejenigen Adoptivkinder, und davon gibt es sehr, sehr viele, die bei einem Elternteil verbleiben. Die leiblichen Eltern haben vielleicht nie zusammen gewohnt, da sie eventuell bei der Geburt des Kindes schon getrennt oder nie ein Paar waren. Häufig trennen sich die leiblichen Eltern erst später, eine normale Trennung, so wie sie heute oft vorkommt, und das Kind verbleibt bei einem leiblichen Elternteil. Das gleiche gilt für den Tod eines Elternteils. Das verbleibende leibliche Elternteil heiratet dann wieder und der dazukommende Partner adoptiert das Kind. Auch um diese Art von Adoptivkindern soll es in diesem Buch nicht gehen, sondern um Kinder, die wie oben schon erwähnt, aus der leiblichen Familie herausgenommen werden und dann nicht mehr bei dieser leben.

6. Gemeinsamkeiten und Unterschiede von Adoptiv- und Pflegekindern

Was gerne vergessen und deswegen hier noch einmal ausdrücklich erwähnt wird: Auch Adoptivkinder, die nicht mehr bei ihren leiblichen Eltern wohnen, können von etlichen Frühtraumatisierungen betroffen sein. Das beginnt damit, dass sie im Bauch der leiblichen Mutter heranwuchsen, dann aber zu einem bestimmten Zeitpunkt von ihr getrennt wurden (wie bei allen Pflegekindern). Was das bedeutet, erfahren wir gleich in dem Kapitel über die zentrale Frühtraumatisierung durch Trennung von der leiblichen Mutter (siehe ab Seite 51).

Was die Trennung von der leiblichen Mutter angeht, unterscheiden sich Pflege- und Adoptivkinder lediglich in der Hinsicht, dass bei späteren Adoptivkindern die Trennung von der Mutter im Durchschnitt viel früher stattfindet und damit dem Kind viel Leid erspart wird. Es ist also oft der **frühere Abgabezeitpunkt**, der den Unterschied in Bezug auf die Trennung ausmacht und meist die daraus folgende schnellere Ankunft in der vielleicht endgültigen Familie. Die Betonung liegt auf dem Wort „oft“, denn das ist zwar häufig so, aber längst nicht immer.

Leider erleben aber auch einige spätere Adoptivkinder noch ein großes Leid während der Schwangerschaft und in ihren Herkunftsfamilien. Sie werden erst viel später zur Adoption freigegeben, viele erst zu spät, so dass zu der Frühtraumatisierung durch die Trennung von der leiblichen Mutter auch noch zahlreiche andere

Traumatisierungen hinzukommen. Zu bedenken ist auch das spezielle Schicksal von Kindern bei Auslandsadoptionen. Diese Kinder können bei ihrer Ankunft in Deutschland oft schon eine lange leidvolle Geschichte hinter sich haben.

So erleiden die späteren Adoptivkinder zum Teil dasselbe wie die Pflegekinder, manchmal sogar Schlimmeres. Es kann sein, dass es innerlich für die Kinder keinen Unterschied zu den Pflegekindern gibt. Der Unterschied beschränkt sich dann auf den rein rechtlichen Status.

Allerdings ist der rechtliche Status (vgl. auch Balloff, 1992; BGB; Wiemann, 2004) **der Adoptivkinder als Faktor der Sicherheit und Ruhe nicht zu unterschätzen.** Es gibt in der Regel weniger bis gar keine Besuchskontakte zur leiblichen Familie, die ein Kind sehr aufwühlen können. Es besteht auch aus der Sicht des Kindes nicht ständig die drohende Gefahr der Rückführung. Das Kind kann sich in Ruhe auf seine neue Familie und seinen Heilungsweg einlassen.

Ganz dringend sollte man bei den späteren Adoptivkindern die weiter unten beschriebenen **Zwischenstationen** bedenken, zum Beispiel die **Acht-Wochenpflege.** Das ist der Ort, an dem das Kind meist in **Bereitschafts- oder Kurzzeitpflege**, aber auch durchaus im **Heim** verbleibt, solange die leibliche Mutter noch ihre Einwilligung zur Adoption zurückziehen darf, das heißt während der ersten acht Wochen nach der Geburt. Das ist eine äußerst lange Zeit für ein Neugeborenes.

Fazit: Adoption schützt nicht vor Frühtraumatisierungen und deren Folgen

Es gibt noch einen weiteren möglichen Unterschied zwischen Pflege- und Adoptivkindern in Bezug auf zusätzliche Frühtraumatisierungen vor der Trennung. Eine abgebende Mutter, die sich freiwillig dazu entscheidet, ihr Kind zur Adoption freizugeben, hat auf jeden Fall eines getan: Sie hat sich, in welcher Form auch immer, **Gedanken gemacht.** Das erhöht die Wahrscheinlichkeit, dass sie **überlegter handelt** als abgebende Mütter, welche die Dinge so kommen lassen, wie sie kommen. Das besser überlegte Handeln kann dazu führen, dass die abgebende Mutter **auf sich und das Kind in der Schwangerschaft und bis zur Abgabe besser achtet.** Aber das muss nicht so sein. Auch viele spätere Adoptivkinder, die freiwillig zur Adoption abgegeben werden, sind möglicherweise vor der Ankunft in der Adoptivfamilie weiteren Frühtraumatisierungen ausgesetzt.

7. *Fremdwörter und Fachbegriffe*

Ich habe in diesem Buch mit Absicht auf Fremdwörter und Fachbegriffe verzichtet, um ein leicht lesbares und für alle verständliches Buch zu schreiben. Dies möchte ich anhand eines Beispieles mit medizinischen Fachwörtern erläutern:

Bevor ein Kind geboren wird, reift es im Mutterbauch heran. Im Laufe dieser Zeit hat das Kind medizinisch gesehen zwei Namen. Von der Verschmelzung der Eizelle mit der Samenzelle bis zum Abschluss der Organbildung am Ende der zwölften Schwangerschaftswoche nach der Zeugung heißt es **Embryo**, die ungeborene Leibesfrucht. Danach heißt es bis zur Geburt **Fetus** oder **Fötus**. (vgl. auch Pschyrembel, 2004)

Da dies hier aber kein medizinisches Buch ist, sondern ein Buch aus Sicht des Kindes, wird das Kind hier auch während der Schwangerschaft einfach **Baby** oder **Kind** genannt, obgleich dies medizinisch gesehen nicht korrekt ist.

8. *Einige kleine Anmerkungen vor Beginn*

Meine Intention, dieses Buch zu schreiben, war auf gar keinen Fall, Sie zu entmutigen, Ihnen ein schlechtes Gewissen zu machen oder Ihnen Ihre Fehler vorzuführen. Das Gegenteil ist der Fall: Ich möchte Ihnen Mut und Kraft zusprechen, denn die brauchen Sie für die Erziehung und Heilung dieser hochproblematischen, frühtraumatisierten Pflege- und Adoptivkinder. Auch Bewerber möchte ich ermutigen, sich dieser Aufgabe zu stellen, denn was kann wichtiger sein, als das Seelenleben eines Kindes zu retten?

Falls Sie als Pflege- oder Adoptiveltern zu dem Schluss kommen etwas ändern zu müssen, dann beginnen Sie einfach heute - die Vergangenheit können Sie nicht verändern und es ist nicht hilfreich sich zu grämen. Denken Sie immer daran: Die eigentlichen Fehler wurden vor Ihrer Zeit gemacht - Sie sind nicht Schuld an den Frühtraumatisierungen und den Retraumatisierungen und somit auch nicht Verursacher der Folgen.

Auch wollte ich nicht, dass Sie jetzt als Leser beginnen, Ihr Leben, das Leben Ihrer Kinder und das Ihrer Freunde, Verwandten und Bekannten nach traumatischen Erlebnissen zu durchforschen. Es ist nicht meine Absicht, dass alle Mütter sich auf einmal Sorgen machen, dass ihre Kinder ein Trauma erleiden, wenn sie noch kurz die Wäsche aufhängen oder das Kind unter Aufsicht eines befreundeten Erwachsenen im Auto lassen, während sie eben Brötchen kaufen.

Es ist ein großer qualitativer Unterschied, ob Sie als Kind kurzzeitig einen Schreck bekommen oder Angst in Ihnen aufsteigt oder ob Sie ein Trauma erleiden.

Es ist weiterhin sehr entscheidend, ob Sie in der Kindheit unter der Scheidung Ihrer Eltern litten und sonstige seelische Verletzungen erfuhren, oder ob Sie tatsächlich traumatisiert wurden. Man benutzt das Wort „Trauma" oder „traumatisch" in der Umgangssprache zu schnell und unvorsichtig (vgl. auch Hopp, Lambeck, 2002, Vorwort). Aber, was ein Trauma wirklich bedeutet, kann man erahnen, wenn man mit real traumatisierten Menschen zusammenlebt und ihre Biographien kennt. Dann sieht man den qualitativen Sprung hin zu den seelischen Verletzungen, die wir in unserer Kindheit kennen lernen.

Ein letzter wichtiger Punkt vor Beginn ist noch folgender: besprechen Sie die hier beschriebenen Inhalte **nicht** mit Ihrem Kind - es würde nachteilig auf die Heilung wirken. Dieses Buch ist **nur** für die begleitenden Erwachsenen geschrieben.

II. Fallbeschreibungen

Der elfjährige **MARCEL** schlitzt seine Augen zusammen und versucht seinen gefährlichen Blick zu zeigen. Das soll seiner Pflegemutter schon mal Angst einjagen. „Du hast mir gar nichts zu sagen! Ich mache, was ich will!“ Da knallt auch schon die Haustür ins Schloss, und wieder einmal ist er weg. Abends gegen 23:00 Uhr wird er wahrscheinlich wiederkommen und vielleicht morgen in die Schule gehen oder auch nicht, ganz nach seiner Tageslaune. Manchmal geht er schon vor dem Frühstück, manchmal erst danach.

Marcel „besucht“ die fünfte Klasse der Sonderschule für Erziehungshilfe, das heißt, er besucht sie selten. Entweder geht er von selbst nicht hin oder, wenn er mal da ist, bekommt er wieder einen Verweis für ein paar Tage wegen extrem schlechten Benehmens. So geht es schon seit Jahren. Sein Wissensstand ist der eines Erstklässlers, trotz seiner hohen Intelligenz. Dafür kann er sich gut durchschlagen, kennt alle Zugverbindungen im Umkreis von mehreren hundert Kilometern, schnorrt Zigaretten, klaut in den Geschäften und legt hier und dort ein Feuerchen.

NATASCHA hingegen wird niemals weglaufen. Auf so eine Idee wird sie nicht kommen. Sie hat andere Methoden, ihre Pflegeeltern an ihre Grenzen zu bringen. Die Pflegemutter will ihr gerade einen Gutenachtkuss auf die Wange geben, da schlägt ihr schon der bekannte Geruch von Stuhlgang entgegen. Er ist überall homöopathisch und fein verteilt. „Lass mal deine Finger riechen“, schon reiner Reflex der Pflegemutter. Warum fragt sie eigentlich? Sie weiß doch, dass dieser scheußliche Gestank jetzt nur noch schlimmer wird. Die Pflegemutter kann diesen Geruch schon nicht mehr ertragen, sie ist richtiggehend allergisch dagegen. Alles, aber auch wirklich alles riecht danach. Der Gedanke, dass Natascha kurz vor ihrem Erscheinen wieder in bestimmten Regionen gekratzt hat und dass sie danach wahrscheinlich wieder einmal alles Mögliche angefasst hat, ekelt die Pflegemutter. „Es juckt mich doch“, sagt Natascha immer zu ihrer Verteidigung.

Damit hat Natascha ihr Ziel erreicht, schon bevor die Pflegemutter die blutig gekauten Fingernägel sieht. Zudem sind die Finger wieder über und über mit Tinte beschmiert. Instinktiv schaut die Pflegemutter nach den Füßen unter der Bettdekke, auch hier ist Blut und die Bettbezüge und Laken sind ebenfalls voll davon. Natascha sitzt nun in ihrem Bett, setzt ihren „Ich-kann-nicht-bis-drei-zählen-Blick" auf und lässt den Mund offen stehen, so dass das Kinn herunter hängt. Alles ist zu anstrengend, selbst banale Körperhygiene ist für Natascha schon eine Zumutung. Jetzt hat Natascha auch schon mit dem Handrücken ihre Nase abgewischt und streift diesen an der Bettdecke ab. Das geht alles so schnell ... Die Pflegemutter sitzt auf der Bettkante und ist völlig verzweifelt: Warum ist es nicht möglich, mit diesem Kind auch nur fünf Minuten in Frieden zu leben?

Das ist also **PAUL**. Ein sehr hübscher, höchstens elf Jahre alt wirkender Junge mit braunen Augen und kinnlangem braunem Haar. Er blickt, mit seinem Hund schmusend, zu mir hoch. Er ist aber schon 14. So also sieht Paul aus, den wir so lange gesucht haben, und den ich bisher noch nicht gesehen hatte, der jetzt, nach drei Monaten intensiver Suche, hier auf dem Teppich in dem sehr gemütlichen Wohnzimmer seiner Pflegeeltern mit seinem Hund spielt. Es ist gerade so, als sei nichts passiert. Ihn zu finden, ist schwer gewesen. Es hat der Suche nach einer Nadel im Heuhaufen geglichen, und das in einer 40 km entfernten Millionenstadt. Aussichtslosigkeit ist das Gefühl während der Suche gewesen. Er hat aber auch gar keine Lebenszeichen von sich gegeben, was ich sonst schon einmal von anderen Pflegekindern kenne. Einen Anruf vielleicht, ein erwischter Diebstahl oder eine entdeckte Schwarzfahrt. Nein, es hat nichts dergleichen, keine Spur oder sonst einen Anhaltspunkt gegeben. Dennoch sind wir auf ihn gestoßen, denn wir haben uns tief in ihn, in seine möglichen Handlungen eingedacht und haben Erfolg gehabt. Aber jetzt bin ich doch überrascht, denn so klein, so lieb und so harmlos habe ich ihn mir nicht vorgestellt.

„Baff!", da fällt schon wieder ein blauer Müllsack aus dem zweiten Stock. Das Fenster befindet sich unmittelbar über einer großen Garageneinfahrt, benutzt von den Bewohnern eines riesigen Wohnblocks. Und wieder: „Romms!", saust erneut ein voller blauer Müllsack auf die Straße und gesellt sich zu dem respektablen

Haufen bereits heruntergeworfener Müllsäcke. Wie durch ein Wunder ist bisher kein Auto aus der Garage gefahren. Dafür sind mittlerweile viele Passanten stehen geblieben. **DENISE**, ein 15jähriges Pflegekind, wirft jetzt ihre Matratze hinterher. Sie ist außer sich. Die Passanten fragen sich: „Ist denn da keiner zu Hause? Spielt sich da ein Familiendrama ab?" Die Polizei und die Feuerwehr werden gerufen. Die Einsatzwagen kommen mit Blaulicht und Martinshorn innerhalb von fünf Minuten. Denise klettert nun über die Brüstung und tut so, als wolle sie springen. Was ist da bloß los?

HERMANN besucht die fünfte Klasse des Gymnasiums mit ganz gutem Erfolg. Er ist ein hübscher Junge, allseits beliebt und ausgesprochen sozialkompetent. Ein begnadeter Fußballspieler und ein Junge aus gutem Elternhaus. Er ist aber durch eine lehrerabhängige Unruhe während des Unterrichts aufgefallen. Manchmal hat er sogar den Klassenclown gespielt. Sicher, er hat ziemliche Schwierigkeiten mit seinem Mathelehrer gehabt und sich dadurch auf dem Gymnasium in Mathematik nicht mehr besonders sicher gefühlt, aber für ein „ausreichend" hat es immer genügt. Auch sonst ist an seinem Zeugnis nichts auszusetzen gewesen. Er hat aber dennoch seine Adoptiveltern gebeten, das Gymnasium verlassen zu dürfen und die Realschule zu besuchen. „Ich fühle mich überfordert", hat er glaubhaft bekundet. Die Adoptiveltern sind diesem Wunsch zögerlich nachgekommen, denn überfordern wollen sie ihr Kind nun wirklich nicht. Nie sind sie auf die Idee gekommen, dass ihr Sohn einfach faul ist und er den bequemeren Weg einschlagen will. Eines der Talente von Hermann liegt darin, sich anderen sehr überzeugend zu präsentieren. So ist es ihm mit Bravour gelungen, die Eltern von seinem „Leid" zu überzeugen. Was nach dem Wechsel dann auf der Realschule passiert ist, das ist den Adoptiveltern schon nach kurzer Zeit entglitten. Statt der erhofften Erleichterung ist Hermann zusehends schlechter geworden und ein „mangelhaft" folgt nun dem nächsten. Er stiftet die ganze Klasse an, sich gegen die Lehrer und den Unterricht zu wenden, von Tag zu Tag wird er vom Verhalten her lässiger und pubertierender. Die Lehrer beginnen nun ernsthaft über ein Sonderschulaufnahmeverfahren nachzudenken. Das Ganze hat sich in einem Zeitraum von nicht einmal einem halben Jahr abgespielt.

JENNIFER greift ihrer Mutter mitten auf einer Überlandfahrt ins Steuer, und das Auto wird auf die Seite des Gegenverkehrs geschleudert. Die Pflegemutter kann gerade noch geistesgegenwärtig das Auto zurückreißen, bevor der Gegenverkehr sie erfassen kann. In der gleichen Sekunde reagiert die Pflegemutter reflexartig, ohne nachzudenken, denn in diesem Augenblick könnten sie beide tot sein. Sie knallt Jennifer mit dem Handrücken der rechten Hand gegen das Gesicht, ohne dabei den Blick von der Straße zu wenden. Jetzt ist Jennifer nicht mehr zu halten. Vorher ist sie nur wütend gewesen, da sie auf der Autofahrt normalerweise Vokabeln lernen soll, sie besucht die siebte Klasse der Realschule. Doch das ist jetzt in ihren Augen der Gipfel! Jennifer sieht nur noch, dass sie aus der Nase blutet und schreit nun wie am Spieß. Die Pflegemutter ist selbst erschrocken und bietet ihr ein Taschentuch an. Sie versucht Jennifer zu beruhigen, aber diese ist ganz in ihrem Element. Sie schlägt die Hand der Mutter mit dem Taschentuch weg und schreit und schreit ohne Unterlass. Das Nasenbluten hat sofort wieder aufgehört, trotzdem schreit Jennifer weiter: „Halt an! Halt an!“ Aber die Pflegemutter kann nicht anhalten, es gibt keinen Seitenstreifen und man kann nirgendwo rechts heranfahren. Es ist auch nicht möglich abzubiegen. Sie befinden sich außerdem mitten im Berufsverkehr. So versucht die Pflegemutter, Jennifer zu beruhigen und versichert ihr, dass sie bei der nächsten Gelegenheit anhalten wird. Das reicht Jennifer aber nicht und sie reißt bei Tempo 80 die Beifahrertür auf, um sich in voller Dramatik aus der Tür zu hängen. Dies alles geschieht in wenigen Sekunden, keine Minute ist vergangen, seitdem Jennifer ins Steuer gegriffen hat. Irgendjemand informiert über Handy die Polizei, die kurze Zeit später das Auto anhält, als es wieder eine Möglichkeit gibt, rechts heran zu fahren.

Einerseits ist **ANTONIO** ein stilles, pflegeleichtes Baby gewesen, zugleich aber auch von Anfang an ein sehr entschlossenes und energisches Kind. So hat er von Anfang an versucht, sein Köpfchen hochzuhalten und immer alles mitzubekommen. Er hat stets Hunger gehabt und sich erstmals an seinem ersten Geburtstag hingestellt, um auch gleich loszulaufen. Im Alter von zwei Jahren hat Antonio bereits vollständige Sätze gesprochen, und kurz bevor er drei wurde, ist er das erste Mal auf Skier gestiegen und sofort losgefahren. Die Trotzphase ist bei Antonio ungewöhnlich lang und stark ausgeprägt gewesen.

Im Kindergarten und in der Grundschule hat er sich ausgesprochen angenehm verhalten und stets viele Freunde gehabt. Probleme macht er offenbar mit sich selbst aus. Jedenfalls hat er sich zu Hause nie etwas anmerken lassen. Besonders angenehm ist es den Adoptiveltern erschienen, dass Antonio sich freigiebig zeigt und von den eigenen Dingen viel verschenkt. Später allerdings wird deutlich, dass Antonio hiermit auch die Gunst seiner Kameraden gewinnen will.

Schon in der Grundschule ist er auf der einen Seite still gewesen und hat sich nie gemeldet, obwohl seine Antworten immer richtig gewesen sind. Andererseits übt Antonio nie, sondern verblüfft seine Umgebung stets mit den fertigen Resultaten, wie z.B. dem fehlerfreien Schreiben ohne eine vorangehende merkliche Phase des Übens. Zu Hause hat er stundenlang gemeinsam mit seinem Vater an der Modelleisenbahn gebaut. Doch genau so schön hat er auch allein gespielt und sich mit sich selbst beschäftigt. Ein Traum für seine Adoptiveltern! So hat es auch zunächst niemanden gewundert, dass er sich in der vierten Klasse immer mehr in sein neues Einzelzimmer zurückgezogen hat. Das ist die Ruhe vor dem Sturm.

Ab der fünften Klasse Gymnasium gerät Antonio in schlechte Freundeskreise und sein Benehmen den Adoptiveltern und Lehrern gegenüber wird immer unflätiger. Ist er denn einmal zu Hause, beschimpft er seine Eltern oder kommt aus seinem Zimmer nicht mehr heraus. In der Schule wird er sehr schlecht und wechselt auf die Hauptschule. Auf seinen Wunsch hin zieht er dann mit knapp 13 Jahren von zu Hause aus in ein Heim, da er „es zu Hause nicht mehr aushält". Er beginnt nun zu klauen, zu lügen, die Schule zu schwänzen, bis er gar nicht mehr hingeht und alle Dinge des bürgerlichen Lebens verweigert. Da ist er 14 Jahre alt.

Die Pflegemutter sitzt nun schon elf Jahre jeden Nachmittag neben **JASMIN** am Küchentisch und beaufsichtigt ihre Hausaufgaben. Würde sie dies nicht tun, dann wäre Jasmin heute niemals im Gymnasium und schon gar nicht in der Oberstufe, aber auch auf keiner anderen Schule, denn von allein tut sie nichts. Selbst in Anwesenheit der für Struktur sorgenden Pflegemutter schafft es Jasmin, sich immer wieder herauszuwinden: Sie muss noch zur Toilette, sich etwas zu essen machen, etwas nachgucken, kurz jemanden anrufen oder sie sieht einfach aus dem Fenster und träumt. Die Diagnose der Kinder- und Jugendpsychiatrie war, dass Jasmin am Hyperkinetischen Syndrom (HKS) bzw. unter einem ADHS (= Aufmerksamkeitsdefizit- und Hyperaktivitätsstörung) bzw. ADHD (= Attention Deficit Hyperactivity Disorder) leidet, eine häufige, vorschnelle Diagnose.

Sie bekommt schon seit langem Ritalin, das auch streckenweise hilft; aber aus eigenem Antrieb, von allein, würde sie auch mit dem Medikament nie etwas für die Schule tun. Das Problem ist nie wirklich verschwunden, es flammt immer wieder auf, ob mit Ritalin, Verhaltenstherapie oder ganz ohne Behandlung. Tatsache bleibt, dass die Pflegemutter um alles kämpfen muss, was Jasmins Anstrengung erfordert. Am eindrücklichsten zeigt sich das bei den Hausaufgaben; aber das Problem erstreckt sich durchaus auch auf Dinge wie Zähne putzen, Bett machen, Zimmer aufräumen und Musikinstrument üben. Alles, aber auch alles, jede Bewegung bedeutet einen Kampf. Dabei ist Jasmin eine höchst sympathische Zeitgenossin, auffällig gut erzogen, mit guten Manieren und äußerst zuvorkommend, einfach ein liebenswertes Mädchen. Das ändert nichts daran, dass diese Nachmittage häufig mit einer völlig erschöpften Pflegemutter enden und früher, noch in der achte Klasse, hat Jasmin am Schluss auf dem Boden gelegen, schreiend um sich getreten, außer sich vor Wut.

CHRISTINE reißt noch fester an den Haaren der Pflegemutter. „Sag, dass du mich endlich weggibst." Aber genau das, wusste die Pflegmutter, würde falsch sein. Und wieder hat es Christine geschafft, denn egal, was man auch tut, immer ist alles falsch. Die Pflegemutter ist in einer aussichtslosen Situation, denn sie sitzt in der Nacht mitten im Nirgendwo auf dem Beifahrersitz des Autos und Christine reißt von der Rückbank aus an ihren Haaren. Der Kopf der Pflegemutter wird durch die Nackenstütze in Position gehalten. Selbst der Pflegevater, der bis eben noch das Auto gefahren hat, kann seiner Frau nicht helfen, da bei jedem Kampf die Pflegemutter den Kürzeren ziehen würde. Diese hat das Gefühl, ihr wird der Skalp abgezogen, ein solcher Schmerz geht von der zerrenden Hand aus. Jetzt zieht Christine weiter, die Faust mit den Haaren dazwischen langsam über die Fingerknöchel rollend. Die Pflegemutter spürt nun, wie die Haare sich Stück für Stück lösen, und sie ist sich bewusst darüber, dass Christine ihr jetzt genüsslich das ganze Büschel ausreißen wird. Sie kennt Christine gut genug, um zu wissen, dass es jetzt sinnlos ist, noch zu argumentieren: Das Ganze würde nur weiter eskalieren. So bleibt sie trotz aller Schmerzen still und hofft, dass diese Prozedur bald ein Ende haben wird. Und immer wieder diese Forderung: „Geh zum Jugendamt und gib mich weg!“

HEINZ ist ein Außenseiter, er trägt eine dicke Brille und ist extrem kurzsichtig. Immer wieder versucht er, Anschluss an die angesagte Jungenclique zu bekommen. Diesmal haben sie alle Geld gesammelt: Jeder würde zwei Euro geben, wenn Heinz sich in voller Montur in den Bach setzt, der sich durch das Schulgelände zieht. Und Heinz? Er geht tatsächlich darauf ein. Das ist ein Spaß für diese Zehntklässler. Alle kommen mit, lachend ziehen sie mit Heinz zum Bach. Dabei ist Heinz eigentlich ein sehr intelligenter Schüler; aber er ist immer sehr viel mehr damit beschäftigt, den anderen zu gefallen. Damit kommt er bei den Mädchen nicht gut an. Sie mögen ihn wohl und er tut ihnen Leid, aber so richtig unternimmt niemand von ihnen etwas mit Heinz. Als Folge der Nässe im Bach bekommt er eine Lungenentzündung, denn es ist Winter.

An sich sieht **EMMA** süß aus, aber in den Augen der Lehrer ist sie ein kleines Biest, ein Dorn im Auge. Sie ist zehn Jahre alt, besucht die vierte Klasse und hat gutbürgerliche Pflegeeltern. Sie sitzt getrennt von dem Rest der Klasse, ganz vorn neben der Wandtafel mit dem Gesicht zur Klassenzimmerwand. Die Kinder in ihrem Rücken sind für sie nicht sichtbar, so ist es auch gedacht. Aber natürlich dreht sie sich ständig um und hält mit ihren Faxen die anderen vom Lernen ab. Die Lehrerin fragt sich, ob es eine so gute Idee gewesen ist, Emma dorthin zu setzen. Im Augenblick scheint es wieder einmal die gegenteilige Wirkung zu haben. Sie hat eigentlich die Klasse damit zur Ruhe bringen wollen. Emma hat zuvor ihre Sitznachbarn gestört, mit jedem Streit angefangen, sie ist rotzfrech gewesen und hat schnell eine beleidigte, wutschnaubende Schnute gezogen. Sie lügt und lässt auch schon mal etwas mitgehen.

Ihre Hausaufgaben und ihre Schulmaterialien sind meist chaotisch und unvollständig oder gar nicht vorhanden. Emma legt täglich zum Teil mehrfach mit ihrem ganzen Verhalten den Unterricht komplett lahm. Egal, was man sich als Lehrerin einfallen lässt, eine Klasse mit Emma ist nicht zu unterrichten. Hinzu kommt, dass ihr Leistungsstand dem einer Erstklässlerin entspricht, und selbst diese würde die Aufgaben sorgfältiger und besser erledigen.

RICARDA bleibt in der Schule nie auf ihrem Platz sitzen. Ständig springt sie auf, rennt unvermittelt durch den Klassenraum und macht manchmal das Unterrichten fast unmöglich. Erschwerend kommt hinzu, dass ihre Klasse insgesamt sehr unruhig ist. Für die Lehrer steht fest: Ricarda muss die Schule verlassen und das möglichst schnell, sie ist nicht mehr tragbar. Davor haben schon andere Kinder gehen müssen, nach Ricarda werden noch weitere folgen, so viel ist jetzt schon abzusehen. Die Lehrer werden es leicht haben, sie für eine Sonderschule vorzuschlagen, denn sie sprengt den ganzen Unterricht mit ihrer ewigen Unruhe und ist außerdem schlecht in der Schule. Dabei würden Ricarda Struktur und Konsequenz, sowohl von der Schule als auch von ihren Eltern so weit helfen, dass sie weiterhin eine Regelschule besuchen könnte. Ricarda kommt wenig später trotz einer sehr guten Intelligenz und eines potentiell möglichen guten Verhaltens auf eine Sonderschule.

Im Kindergarten hat ein Kind Geburtstag, und zur Feier des Tages wird ein Puppenspiel aufgeführt. Alle Kinder sind freudig gespannt - auch **SABRINA**. Dann wird es mucksmäuschenstill, denn das Puppenspiel beginnt. Alle schauen mit großen Augen gebannt zu. Das sind die Momente, die Sabrina nicht vertragen kann: Harmonie, Frieden und Ruhe. Sie hat es wie einen Zwang in sich, solche Situationen zu zerstören. Erst beginnt sie an ihrem Kleidchen zu reißen. Die Praktikantin, die sich speziell nur um sie kümmert, versucht leicht ihre Hand auf Sabrinas Hände zu legen, aber Sabrina schreit und reißt trotzdem an dem Kleid. Ein Knopf ist schon an dem vorn aufknöpfbaren Kleid abgesprungen. Jetzt reißt Sabrina an den aufgenähten Taschen, es ist nur ein dünner Baumwollstoff. Die Praktikantin sieht, dass entweder das Kleid gleich ruiniert ist oder sie mit Sabrina vor die Tür gehen muss; denn je eindringlicher sie Sabrina von ihrem Vorhaben abbringen will, um so mehr eskaliert die Situation. Die Praktikantin entscheidet sich, mit Sabrina hinauszugehen, aber das ist schon nicht mehr möglich. Sabrina liegt auf dem Boden, schreit wie eine Wahnsinnige, tritt nach allen Seiten und ist wie von Sinnen. Eine Fortsetzung des Puppenspiels ist nun nicht mehr möglich.

III. Was ist los mit diesen Kindern?

Sind die Pflegeeltern oder Adoptiveltern schuld? Können sie alle nicht richtig erziehen? Machen sie grundsätzliche Fehler?

Unterschiedliche Gefühle tun sich auf, wenn man die Geschichten dieser Kinder liest. Die einen Kinder tun einem Leid, die anderen hätte man selbst vielleicht schon längst nicht mehr ertragen und vor die Tür gesetzt. Bei manchen Geschichten denkt man sich, die Schuld ist bei den Pflege- oder Adoptiveltern zu suchen.

Aber die Erfahrung hat gezeigt, dass die Spontanregungen von Menschen, die nicht mit Pflege- oder Adoptivkindern zusammenleben, oft die Situation nicht erfassen. Sie sind nicht hilfreich, häufig sogar schädlich. Sicher, wenn normale, leibliche Kinder sich so verhalten würden, wäre die Sache klar. Überträgt man solche Maßstäbe jedoch auf Pflege- oder Adoptivkinder, wird man diesen häufig nicht gerecht. Es erfordert eine spezielle Herangehensweise an diese Kinder; nur dann kann man ihnen wirklich ein Stück weiter helfen und sie eine Strecke des Weges begleiten.

Von daher ist es wichtig, solchen Fragen systematisch nachzugehen. Was ist los mit diesen Kindern? Warum verhalten sie sich so abweichend von der Normalität?

Die angeführten Beispiele von Pflege- und Adoptivkindern sind sehr verschieden und doch alle gleich. Wenn man die Kinder lange genug studiert, beginnt sich ein roter Faden durch diese Geschichten zu spinnen, den man am Anfang gar nicht sieht.

Gemeinsam ist diesen Kindern, dass sie aus verschiedenen Gründen nicht mehr bei ihren leiblichen Eltern wohnen. Sie alle sind im Bauch ihrer leiblichen Mutter herangewachsen und wurden nach der Geburt zu verschiedenen Zeitpunkten von der leiblichen Mutter getrennt.

Die Trennung von der leiblichen Mutter erlebten sie alle in ihrer frühen Kindheit als eine ausweglose und absolut lebensbedrohende Situation, der sie sich ohnmächtig ausgeliefert fühlten (vgl. auch Gunnar, 1998 nach Hüther, 2002). Dazu werden Sie im Kapitel über die Trennung von der leiblichen Mutter mehr erfahren. Das Geschehen ist vergleichbar mit dem Erleben, dass einem der Teppich unter den Füßen weggezogen wird, oder der Flutwelle, die einen mitreißt, so dass man sich nicht mehr halten kann und alles verliert, vielleicht sogar das Leben.

Diese Kinder haben noch manch andere Gemeinsamkeiten. Kennt man nur genügend viele Biographien, merkt man plötzlich, dass zusätzliche Frühtraumatisierungen während dreier Lebensstationen stattfinden können:

1. während der Schwangerschaft (siehe ab Seite 71)
2. im Kontakt mit der leiblichen Mutter und der Ursprungsfamilie (siehe ab Seite 75)
3. in den Zwischenstationen zwischen Trennung von der leiblichen Mutter und der endgültigen Familie (siehe ab Seite 93)

Schließlich schälen sich vier unterschiedliche Hauptstrategien heraus, mit deren Hilfe die Kinder mit ihrer Frühtraumatisierung zurechtkommen (siehe ab Seite 122). Dies mag lange Zeit nicht auffallen, da sich die gleichen Strategien bei verschiedenen Kindern in mannigfaltigen, unterschiedlichen Verhaltensweisen bemerkbar machen.

IV. Was ist ein seelisches Trauma im Gegensatz zu einer seelischen Verletzung?

Als Erwachsene können wir täglich seelisch verletzt werden und haben die Möglichkeit, damit mehr oder weniger gut umzugehen. So mag man sich während eines Streites mit dem Ehepartner auf spitzfindige Art und Weise beschimpfen, die Kinder sind undankbar, der Chef beachtet eine mühevolle Arbeit nicht, weist stattdessen auf einen winzigen Fehler hin, und die beste Freundin kündigt wegen eines Missverständnisses die seit Jahren bestehende Freundschaft. Alle diese Dinge schmerzen und können unter Umständen sehr weh tun, aber sie sind jederzeit für unser waches Bewusstsein zugänglich. Wir können, wenn wir wollen, die Situation noch einmal abrufen, darüber mit anderen Menschen reden, uns selbst Gedanken machen oder auch handeln und etwas wieder in Ordnung bringen.

Kommt man aber in eine Situation, die nicht nur schmerzt oder Angst macht, sondern die uns vollkommen überfordert, weil die Eindrücke zu mächtig sind, so gelangen wir aus dem Bereich der seelischen Verletzung in jenen des Traumas (vgl. auch Lambeck, 2002; Zenz, 2004).

Theoretisch können wir täglich in eine traumatische Situation kommen. Niemand ist davor geschützt. In der Tat kann jederzeit bei uns eingebrochen werden, Feuer mag ausbrechen, wir geraten in einen Verkehrsunfall oder erleben Naturkatastrophen.

Ist man erst einmal in einer angsterregenden, qualvollen oder lebensbedrohlichen Situation, der man nicht mehr aus eigener Kraft entfliehen kann, der man hilflos und ohnmächtig ausgeliefert ist, so kann es zu einem Punkt kommen, an dem man das Erlebte aufgrund der **übermächtigen Eindrücke nicht mehr verarbeiten kann** (vgl. auch Lambeck, 2002). Dann spricht man von einem Trauma. Ich werde dies im Folgenden als ein Erlebnis bezeichnen, das **„größer ist als man selbst“**.

Wenn Sie von einer Lawine verschüttet werden, in den eiskalten Schneemassen gefangen sind, vor lauter Schnee nichts mehr sehen, wenn Sie keine Raum- und

Zeitorientierung mehr haben, sich nicht bewegen und daher nicht aus eigener Kraft befreien können und nicht wissen, ob Sie dort jemals gefunden werden, so ist dies ein Beispiel für eine traumatische Situation.

Es hängt nun davon ab, welche seelische Struktur Sie haben und wie lange Sie dieser Situation ausgesetzt sind, ob dies Erlebnis für Sie persönlich größer wird, als Sie selbst es verarbeiten können. Mit ganz viel Glück haben Sie sofort das Bewusstsein verloren; denn das ist ein Schutzmechanismus der Natur.

V. Welche Faktoren führen dazu, dass ein seelisches Trauma eintritt?

Ein Trauma tritt also ein, wenn **das Geschehen größer ist als man selbst**. Ob und wann das der Fall ist, hängt von vielen Faktoren ab und wird niemals bei zwei Menschen gleich sein:

1. Welcher Art ist die lebensbedrohliche, ausweglose Situation? (Charakter der traumatischen Situation - Was passiert?)
2. Ist es nur ein kurzer Schreck oder eine quälend lange Zeit? (zeitliche Ausdehnung)
3. Verliert man das Bewusstsein oder erlebt man die lebensbedrohliche Situation mit Tagesbewusstsein? (Bewusstseinszustand)
4. Mit welcher Grundpersönlichkeit ist man ausgestattet? (Wer erlebt das Trauma?)
5. In welchem Alter / Reifezustand findet das Trauma statt? (Frage der Reife)
6. Übersteigt das Erlebnis das Maß des Erträglichen? (Individuelles Ausmaß der traumatischen Situation für jeden Einzelnen)

So ist es ein Unterschied, ob ich

1. in ein Erdbeben gerate oder jemand mich überfällt. Eine weitere Steigerung des Schreckens kommt in dem Satz überlebender KZ-Insassen zum Ausdruck: „Die Lebenden werden die Toten beneiden". Damit ist unter anderem gemeint, dass die Überlebenden weiterhin mit den Qualen der Erinnerung leben müssen und zudem die Bürde zu tragen haben, dass sie vielleicht nur überlebten, weil andere für sie gestorben sind (Charakter der Situation - Was passiert?).

Es ist ferner eine andere Situation, wenn ich

2. mich kurz erschrecke, da ich vermute, in eine ausweglose Situation ge-

raten oder einem nicht enden wollenden Schrecken ausgeliefert zu sein. Den kurzen Schreck erleben wir häufig in kritischen Situationen auf der Autobahn. Meist geht es gut aus und dann haben wir den Schreck auch schnell wieder vergessen. Vielleicht erleben wir aber einen nicht mehr zu verarbeitenden Unfall. Etwas anderes ist es dann, wenn man in langwährende, quälende und unmenschliche Zustände gerät, wie zum Beispiel bei einer Entführung (zeitliche Ausdehnung).

Es macht einen Unterschied, ob ich

3. gleich das Bewusstsein verliere oder bis zum Schluss alles miterleben muss (Bewusstseinszustand).

Weiterhin ist es wesentlich,

4. welche Persönlichkeit auf das traumatische Geschehen trifft. Widerfährt das Ereignis einem robusten Menschen ohne innere Brüche oder jemandem, der sehr zerbrechlich ist? Wie letztendlich die Persönlichkeit für eine Extremsituation gerüstet ist, sieht man weniger im Alltag. Denn sehr starke, unerschütterlich wirkende Persönlichkeiten können innerlich ganz zerbrechlich sein, während schwach wirkende Menschen in Extremsituationen außergewöhnlich zäh und robust sein können. Wieder andere Menschen leben in Extremen und sind froh, endlich einmal etwas erlebt zu haben. Andere können schon ein Trauma davontragen, wenn sie von weitem etwas beobachten, das sie selbst gar nicht unmittelbar betrifft (Wer erlebt das Trauma?).

Der nächste Faktor, der zu einem Trauma führen kann, hängt unmittelbar mit Punkt vier zusammen, der Grundpersönlichkeit. Denn auch

5. das Alter und damit der Reifezustand spielen eine wesentliche Rolle. Je jünger, je unreifer, ängstlicher und schwächer man ist, desto schlimmer ist das Erlebnis des Traumas und um so eher erlebt man eine Situation als traumatisch (vgl. Lambeck 2002). So empfinden kleine Kinder schon Situationen als schrecklich, die man als Erwachsener unüberlegt noch als sehr normal, ja harmlos, einstufen würde. Erinnern Sie sich noch an die kurzen Schrecksekunden als Kind, wenn Sie im Gewühl ihre Mutter verloren hatten? Erinnern Sie sich noch, wie Sie erst riefen oder suchten und

dann, da Sie Ihre Mutter immer noch nicht fanden, zusehends panischer wurden? Oder manchmal gerieten Sie sofort in Panik, einfach nur, weil Ihre Mutter außer Sichtweite war? Wie beruhigend war es dann, wenn Ihre Mutter Sie nach kurzer Zeit wiederfand, Sie Ihre Mutter selber sahen oder Ihnen ein Erwachsener half, Ihre Mutter schnell wiederzufinden? Bis hierhin hat mit großer Wahrscheinlichkeit, nur ein großer Schreck, aber noch kein Trauma eingesetzt. Der Punkt, an dem das Trauma beginnt, ist individuell: Wie ist das für Sie als Kind, wenn diese Situation länger anhält, viele Stunden, vielleicht sogar Tage? Wie ist das, wenn diese Situation immer wiederkehrt oder Ihre Mutter gar für immer weggegangen ist, ohne eine Chance, dass sie zurückkehrt und Sie nichts dagegen tun können? Wie hätten Sie sich als kleines Kind gefühlt? Versuchen Sie sich einmal richtig in diese Situation hineinzufühlen. Welche Gefühle tun sich in Ihnen auf, wenn Sie sich in einen Säugling, ein Kleinkind oder ein Kindergartenkind hinein versetzen? Sind die Gefühle verschieden? Wie groß ist jeweils Ihre Ohnmacht? Wie groß ist Ihre Hilflosigkeit, Angst oder Wut? (Frage der Reife)

Alle bisher aufgezählten Punkte können sich nur dann zu einem Trauma entwikkeln und mögliche Folgen zeigen, wenn

6. die Situation, die Sie erleben, das Ausmaß weit übersteigt, das Sie in diesem Augenblick verarbeiten können. Dann ist **das Erlebnis größer als Sie selbst** (vgl. auch Lambeck, 2002). Ob dieser Fall eintritt und mit welchen Folgen, ist ein Puzzle aus den oben aufgeführten Einzelpunkten und von daher niemals pauschal beurteilbar, sondern bei jedem Individuum und bei jeder individuell erlebten Situation anders (Individuelles Ausmaß der traumatischen Situation für jeden Einzelnen).

VI. Was geschieht nach Eintritt eines seelischen Traumas?

Die traumatische Situation ist jetzt eingetreten, denn das Erlebnis ist größer als das, was wir verarbeiten können. Haben wir ein traumatisches Geschehen erst einmal erlebt, können wir es leider nicht mehr rückgängig machen. Die Gefühle während des Erlebnisses und die Erinnerungen an das Erlebnis sind jetzt in uns. Also müssen wir einen Weg finden, damit irgendwie zurechtzukommen. Was machen wir jetzt mit den unerträglichen Eindrücken und Erinnerungen?

Wir versuchen, sie verschwinden zu lassen, damit wir sie nicht mehr spüren müssen. Normalerweise, also bei einer seelischen Verletzung, geschieht dieses **Verschwinden lassen durch bewusste Verarbeitung**: Wir denken darüber nach, was passiert ist, wir erzählen es anderen, vielleicht handeln wir sogar und schaffen das Problem aus der Welt.

Dieses normale Verarbeiten ist bei einem Erlebnis, das größer ist als man selbst, nicht mehr möglich, da das Trauma sich ja gerade dadurch auszeichnet, dass wir es angesichts unserer momentanen Reife und unserer momentanen Persönlichkeit nicht verarbeiten können.

Was nun? Die Sache ist insofern dringlich, als die traumatischen Gefühle so unerträglich und angstbeladen sind, dass schnelle, zuverlässige Abhilfe geschaffen werden muss. Wäre dieses Gefühl ständig in unserem Bewusstsein, würde es uns umbringen. - Jetzt sind Sie wahrscheinlich überrascht, aber Gefühle können so überwältigend sein, dass sie den Menschen töten.

Also greifen wir zu einer **Hilfsmethode**. Das nicht zu verarbeitende traumatische Erlebnis wird, da es für uns unerträglich ist, mit all seinen Erinnerungen und den damit verbundenen Gefühlen vom Bewusstsein abgetrennt und **ganz tief im Innern von uns „weggesteckt“** (vgl. auch Brisch und Hellbrügge, 2003). Dann wird dieser **Giftschrank** verriegelt. Es entsteht eine **abgeschlossene Seelenprovinz**.

Unser Bewusstsein hat nun keine Möglichkeiten mehr, die traumatischen Erfahrungen auf Anhieb zu verarbeiten, selbst wenn wir es jetzt wollen. Dieser traumatische Teil ist dem Bewusstsein nicht mehr willentlich zugänglich.

Nun könnte man meinen, alles wäre in Ordnung, denn wir haben doch jetzt unsere Ruhe. Es handelt sich jedoch nur um eine scheinbare Ruhe; denn der traumatische Teil ist in der **abgeschlossenen Seelenprovinz** tief in unserem Innern weiterhin sehr aktiv. Die weggeschlossenen Erlebnisse wollen verarbeitet werden und versuchen immer wieder, sich in unser Bewusstsein zu drängen (vgl. auch Ebel, 2000). Die Verarbeitung der traumatischen Gefühle ist deshalb so wichtig, weil diese nur so wirklich zum Verschwinden gebracht werden können.

Solange wir aber noch nicht die Verarbeitungskräfte besitzen, die wir brauchen, um diese nun aufsteigenden Gefühle zu ertragen und gründlich zu bearbeiten, werden die aus der Tiefe unvermittelt in uns aufsteigenden Gefühle wieder als unerträglich, möglicherweise sogar als tödlich empfunden.

Der betreffende Mensch kann sich so fühlen, als wäre er in ständiger Todesgefahr, weil die übermächtigen Gefühle in unerträglicher Weise permanent hochsteigen.

Also bleibt uns nichts anderes übrig, als diese aufsteigenden Gefühle wieder zu verdrängen und sie erneut auf den tiefen, vom Bewusstsein abgespaltenen Platz der **abgeschlossenen Seelenprovinz** zu verweisen. Dies schafft der betroffene Mensch durch verschiedene Strategien, die sämtliche Auswirkungen auf sein sichtbares Verhalten haben (vgl. auch DSM IV, 1996). Dadurch kommt es zu Verhaltensänderungen, die entweder im bürgerlichen Rahmen liegen und von unserer Gesellschaft akzeptiert werden oder eben auch nicht. Liegen die Verhaltensweisen im bürgerlichen Rahmen, erscheint der Betroffene unauffällig, aber in ihm gehen dennoch die gleichen Prozesse vor sich wie in dem Menschen, der sich in den Augen der Gesellschaft einen auffälligen Weg sucht.

Diese Arbeit, die aufkommenden Gefühle immer wieder in ihre Schranken zu verweisen, ist unendlich mühsam und kostet Teile der oder auch die ganze Kraft des Betroffenen. So verbleibt im Extremfall nur noch wenig bis gar keine Energie für den Alltag, so dass die einfachsten Dinge nicht mehr bewältigt werden können.

VII. Was ist nun eine Frühtraumatisierung?

Eine Frühtraumatisierung entsteht durch ein Trauma, das ein Kind zwischen der Keimanlage im Bauch der leiblichen Mutter bis zum vollendeten dritten Lebensjahr bzw. bis zum vollendeten siebten Lebensjahr erfährt.

Das Besondere an diesem Stadium der Entwicklung des Menschen ist, dass natürlicherweise bei einem so kleinen Kind noch nicht viel Lebenserfahrung, Verarbeitungsfähigkeit und Reife vorhanden sind, die den Erlebnissen generell entgegengesetzt werden können. Das bedeutet, dass ein Ereignis von einem Kind viel schneller als Trauma erlebt wird (vgl. auch Lambeck, 2002). Schon für Erwachsene scheinbar nichtige Anlässe können aus Sicht des unreifen Kindes zum Trauma führen.

Wann eine Frühtraumatisierung einsetzt, hängt wiederum vom Wesen des Kindes ab und davon, wie das Kind das Erlebnis mit eigenen Augen sieht. Für das eine Kind wird eine Situation schon als unerträglich empfunden, die ein anderes noch gut verkraften kann.

Das vollendete dritte Lebensjahr und das vollendete siebte Lebensjahr stellen zwei bedeutende Einschnitte in der Reifung jedes Kindes dar.

Bis zu dem Zeitpunkt, an dem das kleine Kind „Ich" zu sich selbst sagt, **trennt es nicht zwischen „Ich" und „Welt" - es ist eins mit der Welt**. Das heißt, es erlebt bei Hunger zum Beispiel nicht: „Schön, da kommt jetzt die Mami und hilft mir trinken.", sondern es erfährt, dass es jetzt aus seiner eigenen Anstrengung heraus satt wird, denn die Mutter ist in seinem Erleben nicht eine Hilfe von außen, sondern Teil seiner selbst (vgl. auch Gruen, 2002). Um das dritte Lebensjahr herum beginnt das Kind zu erleben, dass „Ich" und „Welt" getrennt sind, nur deshalb ist es plötzlich in der Lage „Ich" zu sich zu sagen (vgl. auch Oerter und Montada, 2002; Resch, 2001). Jetzt beginnt auch die Erinnerungsfähigkeit des Kindes. Beides versetzt das Kind auch in die Lage, Erlebnisse besser einzuordnen. Es bekommt jetzt eine Ahnung davon, dass vielleicht auch andere Menschen an seinem Leiden beteiligt sein könnten. Bis Kinder allerdings vollständig begreifen können, dass sie nicht selbst schuld am Schicksal ihrer Kindheit sind, müssen sie zumindest erst in die Pubertät kommen.

Zum siebten Lebensjahr sieht man schon äußerlich eine deutliche Veränderung. Die körperlichen Formen sind jetzt sehr wohlproportioniert, fast wie die griechischen, vollendeten Skulpturen. Alles Kleinkindliche ist aus der Gestalt verschwunden, die Milchzähne fallen aus und das Erleben des Kindes hat sich soweit verändert, dass es nun zur Schule gehen kann. Es kann jetzt ganz anders abwägen, einsortieren und natürlich auch Erlebnisse auf eine neue Art und Weise verarbeiten (vgl. auch Oerter und Montada, 2002, Steiner, 2003).

Beide Zeitpunkte, das erste Auftauchen des Wortes „Ich“ und der Zahnwechsel, treffen nie auf den Tag genau ein, ähnlich wie die Geburt eines Kindes. Ein Kind kann zum Geburtstermin kommen, aber auch zwei Wochen davor und zwei Wochen danach sind noch normal. So ähnlich ist es auch mit dem vollendeten dritten Lebensjahr und dem vollendeten siebten Lebensjahr. Der eine sagt früher „Ich“ zu sich selbst, der andere später, und beim einen tritt der Zahnwechsel früher, beim anderen später ein.

So ist auch die Begrenzung des Zeitraumes einer möglichen Frühtraumatisierung bis zum vollendeten dritten Lebensjahr bzw. zum vollendeten siebten Lebensjahr nur als ein ungefährer Richtwert zu sehen und von Kind zu Kind verschieden. Letztendlich liegt die Schwelle, an der ein Kind ein Ereignis **größer als es selbst** einstuft, bei jedem Kind an einer anderen Stelle. Wichtig hierbei ist die individuelle Wahrnehmung aus den Augen des Kindes.

VIII. Die Frühtraumatisierung als dramatischer Eingriff in die Entwicklung des Kindes

Erlebt das kleine Kind bis zu einem Alter von etwa sieben Jahren ein Trauma, so handelt es sich wie oben bereits beschrieben um einen Spezialfall des Traumas: die Frühtraumatisierung. Alles, was der Erwachsene bei seinem Trauma erlebt, geschieht auch im kleinen Kind, nur mit dem Unterschied, dass zusätzlich noch alles in Mitleidenschaft gezogen werden kann, was sich beim Kind noch im Entwicklungsstadium befindet. Je kleiner das Kind ist, desto mehr steht es noch in der Entwicklung, und umso tiefgreifender kann der Schaden sein.

Entwicklungsprozesse führen im Normalfall zu Ausformung und Wachstum des Körpers und zur Ausbildung der Gefühle und des Denkens. Wenn sich die einzelnen Organe und Gliedmaßen des Babys im Mutterleib ausbilden, so geschieht dies im Rahmen von Entwicklungsprozessen. Aber auch, wenn das Kind die Welt langsam verstehen lernt, zur Schule geht und später eine Ausbildung macht oder studiert, liegen solchen Vorgängen Entwicklungsprozesse zugrunde.

Bei einer Frühtraumatisierung können Entwicklungsprozesse empfindlich gestört werden, im Sinne einer Irritation der gerade ablaufenden Entwicklung. Die irritierten Entwicklungsprozesse können sich entweder mit einer Zeitverzögerung erholen, wenn man sie mit einer gesunden Entwicklung vergleicht, und laufen dann weiter, oder sie können auch abgebrochen werden, so dass erst einmal an dieser Stelle keine Weiterentwicklung stattfindet (vgl. auch Hüther, 2002).

Die Entwicklung des Menschen vollzieht sich in jeder Lebensphase auf mehreren Ebenen gleichzeitig: der körperlichen, der seelischen und der geistigen (vgl. auch Berk, 2004, Steiner, 2003). Ob bei einem Trauma ein oder mehrere Bereiche in ihrer Entwicklung gestört werden und welche das sind, lässt sich niemals vorhersagen.

Die möglichen Auswirkungen sind dann sehr klassisch bei hochproblematischen, frühtraumatisierten Pflege- und Adoptivkindern zu sehen. So können wir zum

Beispiel bei einem 18jährigen plötzlich das Gefühl haben, vor einem Säugling, einem Kleinkind, einem Kindergartenkind oder auch einem Erstklässler gleichzeitig zu stehen. Das sind häufig ganz kurze Momente, die zusätzlich in den Altersstufen wechseln können. Dann sieht man kurz hintereinander die Wut aus der Trotzphase, das „nur für sich Haben-wollen" und „nur sich selber Sehen" aus der Säuglingszeit, ein gemaltes Bild wie von einem fünfjährigen mit einem Schreibstil aus der vierten Klasse, obwohl das Kind gleichzeitig gerade pubertiert und verglichen mit seinen Altersgenossen schon viel reifer sein müsste.

Es gibt also Ebenen, die nach einem Trauma in ihrer Entwicklung ungestört weiterlaufen. Andere Ebenen hingegen werden massiv gestört oder gar unterbrochen (vgl. auch Ebel, 2000; Perry, 2001), und daraus ergibt sich dann später ein Sammelsurium an verschiedenen Entwicklungsstufen. **Für das frühtraumatisierte Kind ist es unbedingt wichtig, die verpassten Entwicklungsstufen nachholen zu dürfen.**

Das ist auch der Grund, warum Pflege- und Adoptiveltern von hochproblematischen Pflege- und Adoptivkindern häufig die Zeit davonläuft, denn das Kind mag schon 18 Jahre alt sein, aber vielleicht ist es noch lange nicht erwachsen oder gar gesund. An vielen Stellen mag es, wie oben beschrieben, in ganz anderen Entwicklungsstufen stecken. **Heilung kann erst dann erreicht werden, wenn alles Zeit hatte, sich nachzuentwickeln.** Deshalb bräuchten diese Kinder häufig einen viel längeren Schutz, um Zeit für ihre Genesung zu haben (vgl. auch Hüther, 2002). So etwas sieht das Gesetz bis heute leider überhaupt nicht vor, weil diese schwerwiegenden Folgeprobleme einer Frühtraumatisierung bis jetzt nicht im Fokus des Gesetzgebers stehen.

Fazit: Geben Sie den frühtraumatisierten Kindern Zeit für ihre Nachentwicklung!!

Zu den gesunden Entwicklungsprozessen, die im kleinen Kind noch in einem sehr hohen Maße stattfinden, gehören die Lebens- und Gefühlsprozesse (vgl. auch Steiner, 2003). Diese können insbesondere bei einer Frühtraumatisierung betroffen werden, so dass die Folgen die Kinder lebenslang begleiten.

Lebensprozesse schaffen die Voraussetzung dafür, dass man am Leben bleibt. Atmung und Verdauung sind Beispiele dafür (vgl. auch König, 1999). Werden Lebensprozesse durch eine Frühtraumatisierung gestört oder unterbrochen, so besteht Lebensgefahr. Aufgrund des frühen Alters kann es sein, dass einige Entwicklungsschritte bei den Lebensprozessen des Kindes nicht mehr durchgeführt und abgeschlossen werden können. Die zur Aufrechterhaltung der Prozesse nötige Kraft bezieht das Kind nach der Geburt anfänglich von der leiblichen Mutter. Wird die Beziehung zur leiblichen Mutter durch ein traumatisches Erlebnis empfindlich gestört, so bleibt dieser Kraftstrom aus oder wird geschmälert (vgl. auch Liebertz, 1990). Dies kann später zum Beispiel zu einer mangelnden Antriebsfähigkeit führen (vgl. auch „Faulheit" Steiner, 1995), die mitunter eine Ursache für die Hartnäckigkeit einer Anstrengungsverweigerung ist (siehe ab Seite 149).

Genauso ist es mit der gesunden Gefühlsentwicklung des Kindes. Schon im Mutterbauch nimmt das Kind die Gefühle der leiblichen Mutter unmittelbar wahr. Nach der Geburt bleibt das Kind weiterhin abhängig von den Gefühlen der Mutter: Weint die Mutter, weint auch das kleine Kind und weiß gar nicht, warum. Da spielt natürlich auch die Nachahmung eine große Rolle, aber das kleine Kind kann sich von den Gefühlen der Mutter noch nicht wirklich distanzieren, während es sonst durchaus in der Lage ist, einiges nachzuahmen und anderes nicht.

Bis hin zur Pubertät entwickelt das Kind seine eigenen Gefühle im Verborgenen; denn häufig sind die Gefühlsäußerungen des Kindes, wie schon im letzten Absatz beschrieben, noch überlagert von seiner Umwelt. Aber im Laufe der Pubertät löst sich das Kind gefühlsmäßig von der leiblichen Mutter, dem Vater, aber auch von anderen Erwachsenen und der Umwelt: Die eigene Gefühlswelt ist geboren und wird kräftig erprobt. Bis zu einer gewissen Gefühlssicherheit ist dies ebenfalls wieder ein Entwicklungsprozess.

Das Trauma kann etwa durch eine räumliche Trennung von leiblicher Mutter und Kind oder dadurch eintreten, dass die Mutter das Kind nicht hinreichend hegt und schützt. Die traumatisch gestörten Prozesse können manchmal überhaupt nicht mehr oder nur sehr mühsam aufgeholt werden (vgl. auch Malter und Eberhard, 2000). Das Kind kann psychisch unvollständig entwickelt bleiben. Das ist vergleichbar mit einer Frühgeburt, die physisch unvollständig entwickelt ist.

IX. Frühtraumatisierung ohne Folgen?

Wenn ein Kind ein Frühtrauma erlitten haben sollte, so heißt das noch lange nicht, dass der Mensch immer sichtbare Folgen davonträgt.

Folgen entstehen bei einem Trauma aber auf jeden Fall, sonst wäre es kein Trauma, sondern eine seelische Verletzung, die der Betreffende verarbeiten konnte. **Die Folge eines Traumas** ist wie oben beschrieben eine **abgeschlossene Seelenprovinz** tief im Innern des Menschen und bei einer **Frühtraumatisierung** zusätzlich die **Schwächung der Lebenskraft, Störungen der Gefühle** und eine **Irritation der Entwicklungsprozesse**.

Welche **sichtbaren Folgen** ein traumatisches Erleben des Kindes hat, hängt davon ab, welche Strategien das betroffene Kind entwickelt, um das nicht zu verarbeitende traumatische Erlebnis immer wieder in seine Schranken zu verweisen, und an welcher Stelle seiner Entwicklung, seiner Lebenskraft und seiner Gefühle beziehungsweise in welchen Ausmaß das Kind gestört wurde.

Sucht sich das Kind zur Verdrängung der traumatischen Erlebnisse eine oder mehrere Verhaltensweisen, die **vollkommen konform** laufen **mit dem bürgerlichen Leben, so kann das Kind** trotz eventuell innerlich größter Anstrengungen **ganz unauffällig sein**. Ein anderes Kind hat vielleicht innerlich gar nicht so große Mühen, das Traumatische zu verdrängen, hat sich aber ein Verdrängungsverhalten gesucht, das mit dem bürgerlichen Leben nicht vereinbar ist. Dann kann es hochauffällig sein. Jedes Kind reagiert verschieden, auch schon die ganz kleinen Kinder.

Wirklich schwierig wird die Frage: Wie helfe ich den frühtraumatisierten Kindern, wenn sie vollkommen unauffällig sind? Haben sie wirklich alles bereits vollständig verarbeitet, bis zu dem Zeitpunkt, an dem wir sie kennen lernen? Oder handelt es sich um Folgen, die man von außen gar nicht erkennt, weil sie den normalen Verhaltensweisen zum Verwechseln ähnlich sehen, während sie aber in Wirklichkeit ganz tief in der abgeschlossenen Seelenprovinz ständig und unbarmherzig weiterarbeiten?

Vielleicht zerstören die Folgen einer Frühtraumatisierung nicht gleich das bürgerliche Leben, aber doch einen Teil des Inneren. So zum Beispiel bei einem Adoptivjungen, der heute erwachsen ist und äußerlich immer ein braves Kind war, der einen guten Schulabschluss machte, eine Ausbildung abschloss, seither in seinem Beruf sehr erfolgreich tätig ist und bis heute ein bürgerliches Leben führt. Er war aber nie in der Lage, die Menschen, die er am meisten liebte und auch aufrichtig liebte, nah an sich heran zu lassen. Dies fiel nach außen nicht weiter auf, weil er ein begehrter Frauenschwarm war und auch durchaus längere Beziehungen hatte. Aber die jeweiligen Frauen bekamen dieses Verhalten bald sehr schmerzhaft zu spüren. Eine seiner festen Freundinnen kam ihm mit ihren unbefangenen, aber interessierten Fragen seelisch bedrohlich nahe. Sie konfrontierte ihn ständig mit seinen Verhaltensweisen. Er empfand sie innerlich als große Anstrengung und Bedrohung, so sehr er sie auch auf der anderen Seite liebte. Sie war die Frau seines Lebens, wie er viele Jahre später sagen sollte. Diese Freundschaft beendete er abrupt, als er schon eine neue für ihn angenehmere Freundin hatte, die ihm nicht so viele Fragen stellte. Nach außen war sein Distanzverhalten in Beziehungen nicht sichtbar, denn ein Talent hatte dieses Adoptivkind: Stets stand es nach außen gut da und präsentierte die Frauen als hysterisch und zickig. Das Ergebnis waren eine zerstörte Ehe, die räumliche Trennung von seinen von ihm sehr geliebten Kindern und weitgehend von deren Entwicklung, und keine wirkliche Partnerschaft, so wie er sie sich wünschte und das auch später gut artikulieren konnte. Er wünschte sich sehnlichst Nähe - und erzeugte Ferne.

X. Das Geheimnis der Herangehensweise

Bei den frühtraumatisierten Pflege- und Adoptivkindern geht es in dem Moment, in dem sie in Ihre Familie kommen, nicht nur um Erziehung, sondern in hohem Maße auch um einen Heilungsweg. Manch einer könnte sagen: „Das ist doch die Aufgabe eines Therapeuten!"

Das Problem dabei ist erstens, dass es nur sehr wenige Spezialisten in Deutschland für das Problem der frühtraumatisierten Pflege- und Adoptivkinder gibt und zweitens, dass kein Therapeut der Welt Tag und Nacht über Jahre bei Ihnen einziehen kann. Der Heilungsweg der frühtraumatisierten Kinder lässt sich nicht in klassischen Therapien in ein oder zwei Wochenstunden abhandeln, sondern **der Heilungsprozess findet ständig und jede Sekunde, also vor allem in Ihrer Familie statt** (vgl. auch Eberhard, Eberhard und Malter, 2001).

Sie sitzen abends mit Ihrem Pflege- oder Adoptivkind auf der Bettkante und unerwartet kommen die Fragen nach den leiblichen Eltern. Sie werden plötzlich während der Autofahrt oder während des Kochens mit aufkommenden traumatischen Gefühlen konfrontiert, die Sie ungeschult anfangs gar nicht als solche erkennen können - und schon sind Sie mitten im Geschehen. Solche Situationen kann man heilend verwandeln, wenn man entweder eine Naturbegabung hat oder ein heilendes Verhalten erlernt; denn es ist erlernbar, auch wenn man zum Teil sehr hart an sich arbeiten muss. Da Sie die engste Bezugsperson dieses frühtraumatisierten Kindes sind, liegt es nahe, dass Sie zwangsläufig in Situationen geraten werden, in denen Heilungschancen liegen, in denen Sie das Kind aus seinem ewigen Teufelskreis befreien können.

Voraussetzung für den Heilungsweg ist, dass Sie verstehen, was mit dem Kind vor seiner Ankunft in Ihrer Familie bereits geschehen ist, was es dabei jeweils gefühlt hat, welche Strategien es entwickelt hat, um die unerträglichen traumatischen Gefühle tief in seine abgeschlossene seelische Provinz abzudrängen und warum es gerade jene Verhaltensweisen angenommen hat, die es heute zeigt.

Möchten Sie wirklich verstehen lernen, was die Kinder mit ihrem Verhalten eigentlich bezwecken, und möchten Sie auch verstehen, was mit Ihrem Pflege- und Adoptivkind während seiner Frühtraumatisierung als kleines Kind geschah, so gibt es **ein Geheimnis der Herangehensweise**, die ich Ihnen in diesem Buche nahe bringen möchte. Es ist sehr hilfreich sich in das Kind, in alles, was es erlebte, so sehr einzufühlen, dass Sie **mit den Augen des Kindes sehen lernen, mit dem Verstand des Kindes denken lernen, mit dem Gefühl des Kindes fühlen lernen und mit den Händen des Kindes handeln lernen** (vgl. auch Ainsworth,1974, nach Grossmann & Grossmann 2003).

Dann beginnen Sie, das Kind von innen heraus zu verstehen und können so den wirklich heilenden, individuellen pädagogischen Weg für gerade dieses Kind finden. Dieses tiefe Hineinschlüpfen in die Haut des Kindes, beginnend im leiblichen Mutterbauch, wo der Keim langsam zu einem lebensfähigen Kind heranwächst, über die Zeit nach der Geburt bis hin zur Trennung von der leiblichen Mutter, von der leiblichen Familie und über eventuelle Phasen, die sogenannten Zwischenstationen, bis hin zur Gegenwart in Ihrer Pflege- oder Adoptivfamilie. Um dies leisten zu können, müssen Sie einmal Ihre eigenen Erfahrungen, Empfindungen, Ihre Denk- und Handlungsweisen völlig ablegen und sich ganz auf diese **Reise ins Innere eines anderen, viel unreiferen, unerfahreneren Wesens** einlassen. Sie sollten darüber hinaus viele und gründliche Kenntnisse über die spezielle Vergangenheit dieses einen Kindes haben - denn, in was sollten Sie sich ohne Wissen der Vorgeschichte einfühlen??

Die Schwierigkeit bei der Reise in das Innere eines Kindes ist, dass Kinder ihre Umwelt ganz anders wahrnehmen als wir und aus ihren Wahrnehmungen zudem völlig andere Schlüsse ziehen als wir Erwachsenen. Sie haben noch nicht unsere Reife, unsere Erfahrungen und unser Wissen. Bei der Reise in das Innere eines Kindes muss man sich also unbedingt **in den Entwicklungsstand des Kindes zurückversetzen**, da man sonst nicht wirklich im Kinde lebt.

Dieses Zurückversetzen in eine ganz andere Entwicklungsphase wird in diesem Buch sehr entscheidend werden für das Verständnis dieser kleinen Wesen. Denken Sie nur noch einmal an das zurück, was schon in dem Kapitel „Was ist nun eine Frühtraumatisierung?“ (siehe ab Seite 40) beschrieben wurde. Da erfuhren

Sie, dass Kinder bis zu einem Alter von etwa drei Jahren Fremd- und Eigenanteile ihrer Wahrnehmung definitiv noch nicht unterscheiden, das heißt, es gibt **keine Unterscheidung zwischen „Ich“ und „Welt“**. Die Kinder in diesem Alter denken, alles seien sie selbst, sie allein seien die Welt, und sie stünden im Zentrum dieser Welt. Es gibt nicht Äußeres oder Fremdes, sondern es gibt nur sie selbst. Alles, was in der Sicht von Erwachsenen außerhalb von ihnen passiert, geschieht in der eigenen Wahrnehmung der Kinder in ihnen selbst.

Weiterhin erfuhren Sie, dass der Wendepunkt, an dem die Kinder zu begreifen beginnen, dass es wohl einen Unterschied gibt zwischen Eigenerleben und Fremderleben, der Moment ist, an dem die Kinder **„Ich“ zu sich sagen** und dieses Wort „Ich“ auch wirklich so einsetzen, wie es gemeint ist. Dies ist heute häufig schon vor dem dritten Geburtstag der Fall. Das heißt, bis zu diesem Zeitpunkt ist alles, was die Kinder erleben und was sie umgibt, ein Teil ihrer selbst.

Es beginnt nun ein langer Lern- und Reifungsprozess, der bis zum Alter von etwa neun Jahren anhält, in dessen Verlauf die Kinder endgültig begreifen, dass sie getrennt von der Welt dieser gegenüberstehen. Bis dahin leben die Kinder noch in einer Art von **Kindheitsparadies** mit komplett anderen Sicht-, Gefühls- und Denkweisen.

Dies merkt man sehr deutlich, wenn man die „süßen kleinen Erstklässler“ freudestrahlend zum ersten Schultag begleitet und sie dann vergleicht mit den Kindern in der 4. Klasse, die „schon fast erwachsen“ sind. Das ist nicht nur ein Alters- und Größenunterschied, sondern da ist etwas Entscheidendes in der Wahrnehmung der Welt passiert: Kurz nach dem neunten Geburtstag beginnt der Punkt, an dem selbst leibliche, gesunde Kinder nach ihren Wurzeln fragen und sich nicht mehr so ganz sicher sind, ob sie wirklich Kinder ihrer Eltern sind oder ob sie vielleicht bei der Geburt vertauscht wurden. Die Kinder nehmen die Dinge nicht mehr so hin, sie hinterfragen kritischer, sie schauen sich die Dinge und die Welt aus einer gewissen Distanz an.

Die **Kindheitskräfte**, mit denen ich diejenigen Kräfte benenne, die bis zur Pubertät alles Düstere im Leben eines Kindes überstrahlen, beginnen nun nach der **endgültigen Trennung von „Ich“ und „Welt“** mit etwa neun Jahren bis zur Pubertät hin zu schwinden, bis sie mit dem Pubertätsbeginn endgültig erlöschen. Stück für Stück wird das Kind nun bis zur Vorpubertät bzw. bis zur Pubertät damit auch aus seinem **Kindheitsparadies** vertrieben. Für viele Kinder ist dieser Prozess sehr bewusst auch schmerzhaft spürbar, und vielleicht können Sie sich auch noch gut an diese Zeit erinnern, in der Ihre Kindheit schwand.

Die **Kindheitskräfte** ermöglichen es den Kindern immer wieder, in den unmöglichsten Lebenssituationen einfach positiv weiter zu leben, vergnügt zu spielen, zu lachen, zu singen, auch wenn man gerade bei den frühtraumatisierten Kindern dieses Verhalten gar nicht fassen kann. Innerlich geschieht nach einer Frühtraumatisierung, aber auch einer seelischen Verletzung sehr viel, da kann man sicher sein. Aber dies ist objektiv für Erwachsene oft schwierig zu erkennen und zu sehen, weil die **positiven Kindheitskräfte** alles überlagern. Der Zusammenbruch des immer wieder von innen heraus kommenden positiven Lebensgefühls der Kinder kommt mit Wucht spätestens in der Pubertät.

Bitte bedenken Sie auf Ihrer Reise in das Innere des Kindes beide Aspekte in aller Konsequenz: Das lange Nicht-Trennen-Können von „Ich" und „Welt" und das Leben in einem Kindheitsparadies mit den bis zur Pubertät hin anhaltenden positiven Kindheitskräften, die uns vieles verbergen.

Im Vordergrund dieses Buches steht also **das innere Erleben des Kindes.** Dieses Buch soll Ihnen Mut geben und Sie davon überzeugen, dass eine Reise ins Innere des Kindes auch für Sie möglich ist und sich damit auch für Sie ein Heilungsweg für Ihr Pflege- oder Adoptivkind langsam herausschälen kann. Bei der Reise in das Kind wissen wir natürlich sehr wohl, dass es daneben auch eine Erwachsenenwelt gibt, in der die Dinge ganz anders aussehen als für das Kind; aber zur Traumatisierung des kleinen Kindes aus Sicht der Erwachsenen ist genügend andere Literatur vorhanden.

XI. Stationen möglicher Frühtraumatisierungen bei Pflege- und Adoptivkindern

In den folgenden Kapiteln stelle ich die verschiedenen Stationen, in denen Frühtraumatisierungen eintreten können, aus Sicht des Kindes vor. Zugleich werden auch mögliche Folgen beschrieben.

1. Die zentrale Frühtraumatisierung durch Trennung von der leiblichen Mutter
2. Weitere Frühtraumatisierungen von Adoptiv- und Pflegekindern
    a. Traumata während der Schwangerschaft
    b. Traumata vor der Trennung von der leiblichen Mutter
        - Trennung kurze Zeit nach der Geburt ohne Aufenthalt in der Ursprungsfamilie
        - Die Ursprungsfamilie als Quelle der Traumatisierung
    c. Traumata in den Zwischenstationen
        - Krankenhaus
        - Acht - Wochenpflege
        - Bereitschaftspflege oder auch Kurzzeitpflege
        - Heim
        - verschiedene Pflegefamilien vor der endgültigen Pflegefamilie
        - verschiedene Stationen nacheinander
3. Vermeidung von weiteren seelischen Verletzungen und Traumatisierungen

1. Die zentrale Frühtraumatisierung durch Trennung von der leiblichen Mutter

Eine Frühtraumatisierung **machen alle Pflege- und Adoptivkinder durch**, die schon in einem sehr frühen Lebensalter, das heißt vor dem vollendeten dritten bzw. siebten Lebensjahr, von ihrer leiblichen Mutter getrennt werden.

Bevor ich beschreibe, warum dies so ist, will ich den von mir geprägten Begriff **„zentrale Frühtraumatisierung"** näher erklären. Ich nenne diese Trennung von der leiblichen Mutter deshalb die **zentrale** Frühtraumatisierung, da **ohne diese Trennung das Kind erst gar nicht zum Pflege- oder Adoptivkind würde** und das Kind in dem Moment der Trennung seine ganze bisherige, sehr vertraute Welt verliert, egal wie diese gewesen ist.

Das Wort **„zentral"** bedeutet in diesem Zusammenhang also nicht, dass es sich hierbei immer um die schlimmstmögliche Frühtraumatisierung handelt, die einem späteren Pflege- und Adoptivkind zustößt, denn manchmal ist das, was vor der Trennung von der leiblichen Mutter passiert, so entsetzlich, dass **das Erlebnis der Trennung für das Kind nur noch ein kleines Beiwerk des Leides** ist.

Bei dem Wort Frühtraumatisierung denkt man schnell an so dramatische Dinge wie Vergewaltigung, Schläge oder Hungern. Aber warum bedeutet allein die Tatsache der Trennung von der leiblichen Mutter für das Kind im frühen Lebensalter schon eine Frühtraumatisierung? Was macht diese Trennung so besonders traumatisch? Was passiert da?

Um diese Frage gründlich beantworten zu können, ist es erforderlich, dass wir, wie weiter oben schon beschrieben, tief hineinschlüpfen in die Haut dieser Kinder. Wir sollten lernen, uns in das Kind, in alles was es erlebte, so hineinzuversetzen, dass wir **mit den Augen des Kindes sehen, mit dem Verstand des Kindes denken, mit dem Gefühl des Kindes fühlen und mit den Händen des Kindes handeln lernen.** Hierbei geht es natürlich nicht darum, dass wir tatsächlich wie das Kind handeln, sondern dass wir zu verstehen beginnen, was das Kind in der Gegenwart macht, in Zukunft machen wird und warum das Kind in der Vergangenheit in bestimmter Weise reagierte. Erst dann ergibt sich ein heilender Weg, den man für dieses spezielle Kind finden kann und kein Weg ist wie der andere, weil kein Kind so ist wie das andere.

Zunächst handelt es sich nicht um irgendeine Trennung von zwei beliebigen Personen, die sich in einer Beziehung zueinander befinden. Dem kleinen Kind steht die leibliche Mutter, unabhängig von ihrem Charakter, erst einmal seelisch-organisch so nahe wie nie wieder ein anderer Mensch danach. Das Kind wird in ihrem Bauch, in ihrem Körper bis zur Geburt groß. Die Gebärmutter der leiblichen Mutter ist sein Zuhause. Nur die leibliche Mutter kennt man von „innen“ her, kennt jede Reaktion ihres Körpers auf alle Umstände, die sie betreffen. Man kennt sie nicht auswendig, sondern sie ist der einzige Mensch, den man **inwendig** kennt. Die leibliche Mutter kennt man besser als die Mutter sich selbst. Daher die **tiefe Beziehung vom Kind zur leiblichen Mutter**, während die leibliche Mutter ihr Kind zunächst einmal nur sehr oberflächlich kennt.

Das Baby im Mutterleib hört und fühlt die ständige Anwesenheit der Mutter: Es hört neben der für das Kind hörbaren, mütterlichen Stimme das ständige Blutrauschen, den Herzschlag, die Lungengeräusche, die bei der Atmung erzeugt werden, es hört die Darmgeräusche und es kennt jede noch so kleine Reaktion des mütterlichen Körpers auf Dinge, die ihr zustoßen: Freude, Leid und Wut. Glück oder Stress der Mutter wird vom Kind wahrgenommen (vgl. auch Berk, 2004). Dazu hat das Kind noch zusätzlich eine Wahrnehmung, die der Mutter gänzlich fehlt. Es hört und fühlt gleichzeitig die feinen Tätigkeitsveränderungen des mütterlichen Körpers: Es hört, wie das Blutrauschen stärker wird, der Herzschlag schneller, die Atemgeräusche zügiger, die Darmgeräusche träger. Weil dies nicht nur einmal passiert, sondern über einen Zeitraum von neun Monaten, kann das Kind schon im Bauch, aber eben auch noch später das am eigenen Körper erlebte Gefühl der Mutter mit der mütterlichen Körperreaktion in Verbindung bringen (vgl. auch Hüther, 2001).

Schon hier im Bauch vermischen sich ganz deutlich zwei Ebenen für das Kind:

> ***1. die Lebensebene:*** die Lebensäußerungen der leiblichen Mutter, alles, was ihr Leben und damit auch das Leben des Kindes ausmacht, wird vom Kind wahrgenommen: Herzschlag, Verdauung, Atmung und vieles mehr. Da das Kind im Bauch „Ich“ und „Mutter“ noch nicht trennt, gehört alles, was es wahrnimmt, zu ihm selbst. Des Weiteren spendet die leibliche Mutter dem Kind von ihrer Lebenskraft. Ohne sie könnte das Kind nicht wachsen, reifen und geboren werden. Dieses spürt eine werdende Mutter sehr deutlich, wenn sie viel häufiger und schneller müde wird als sonst oder wenn ihre sonstigen Konzentrationskräfte schwinden. Das heißt, das Kind ist einerseits während der Schwangerschaft real mit seinem Leben von der

leiblichen Mutter abhängig, aber es fühlt sich gleichzeitig auch mit ihren Lebensäußerungen so sehr verbunden, als ob es die eigenen wären.

2. die Gefühlsebene: Dann gibt es aber auch schon jetzt eine zweite Ebene, und das ist die Gefühlsebene: Die Art und Weise, wie die Mutter spricht (laut, leise, hoch, tief, bewegt, unterkühlt, wütend, traurig) prägt das Kind (siehe ab Seite 71). Auch diese Gefühle erlebt das Kind, weil es „Ich" und „Welt" noch nicht trennen kann, als seine eigenen Gefühle.

Sowohl auf der Lebensebene als auch auf der Gefühlsebene ist das Kind mit seiner leiblichen Mutter durch die Schwangerschaft sehr tief verbunden - für das Kind ist es sogar noch mehr, es ist schon keine Verbindung mehr, denn das setzt zwei Dinge voraus, die sich potentiell trennen könnten. **Das Kind erlebt die leibliche Mutter und sich selbst als eine untrennbare Einheit.** Für das Kind gibt es nur seine „eigenen Lebensäußerungen" und seine „eigenen Gefühle".

Aber nun zu einer weiteren Verbindung, denn Lebensebene und Gefühlsebene sind auch untereinander verbunden. Die Gefühle der Mutter steuern ihre Lebensäußerungen: Langsamer Herzschlag in körperlicher, aber auch seelischer Ruhe, schneller Herzschlag bei Aufregung, Stress und Ärger. Manchmal ist es auch umgekehrt, da steuern die Lebensprozesse auch die Gefühle der Mutter: Klagen der Mutter bei Übelkeit und Erbrechen.

Im Laufe der Schwangerschaft lernt das Kind die Lebensäußerungen und die Gefühle der leiblichen Mutter bis ins kleinste Detail kennen, als wären es die eigenen. Warum sollte sich dies nach der Geburt plötzlich ändern? Warum sollte das Kind plötzlich ohne die so vertraute leibliche Mutter leben können? Das Kind braucht nach der Geburt die Umgebung der Mutter zum Überleben ebenso wie während der Schwangerschaft, weil die leibliche Mutter für das Kind ein untrennbarer Teil seiner selbst ist. Die pure **Anwesenheit der leiblichen Mutter vermittelt dem Neugeborenen Lebenssicherheit, Lebenskraft, Gefühlssicherheit** und **Gefühlskraft**. Denn nur in der Nähe der leiblichen Mutter fühlt sich das Kind in wirklich vertrauter Umgebung und empfindet sich selbst als vollständig. Fehlt die leibliche Mutter, so fehlt ein großer Teil des kleinen Kindes selbst: Eine klaffende, schmerzende Wunde entsteht (vgl. auch Bowlby, 2001).

Zurück zu der Lebensebene während der Schwangerschaft: Hier bilden jedes Kind und seine leibliche Mutter **eine unzertrennliche Einheit**. Sie bilden eine **Lebensgemeinschaft** in dem Sinne, dass sie **mit dem Leben voneinander abhängen**. Stirbt die Mutter, so stirbt das Baby. Verstirbt das Baby im Bauch, so würde auch die Mutter ohne die moderne Medizin sterben, denn das tote Baby muss den mütterlichen Körper verlassen.

Beide werden über den Sauerstoff versorgt, den die Mutter eingeatmet hat und ernährt über die Nahrungsstoffe, die die Mutter zu sich genommen hat. Diese bilden die gemeinsame Lebensgrundlage. Hätten beide nicht diesen Sauerstoff und diese Nahrung, so würden sie beide sterben. Beide überleben mit exakt den gleichen Stoffen. Das werdende Baby bekommt keinen Extrasauerstoff oder keine Extranahrung, sondern Mutter und Kind befinden sich in ein und derselben **Lebenshülle.** Eine Hülle also, in der zwei Lebewesen in Gemeinschaft zusammen wohnen. Diese Hülle umfasst die Lebensprozesse von Mutter und Kind, wie zum Beispiel Atmung oder Verdauung. Wichtig hierbei ist das Wort „Leben"; denn diese Hülle umfasst alles, was das Leben betrifft, alles, was Leben ausmacht.

Diese **gemeinsame Lebenshülle**, aber auch eine **gemeinsame Gefühlshülle** entstehen weiterhin dadurch, dass Mutter und Kind in neun Monaten Schwangerschaft alles miteinander erleben. Das Kind ist, ob die leibliche Mutter es möchte oder nicht, überall mit dabei. Es erlebt die äußeren Wahrnehmungen und Erlebnisse der Mutter wie zum Beispiel Lärm oder Streit etc. nur in abgeschwächter Form, aber es erlebt sie. Es erspürt vor allem, wie die Mutter sich bewegt, wie sie ihre Stimme einsetzt, ob sie ruhig bleibt oder schnell an die Decke geht, kurz, **die spezifische Art und Weise der Mutter ist dem Kind sehr vertraut**, nichts ist ihm vertrauter. So beruhigt sich ein Neugeborenes häufig nur deshalb auf dem Arm seiner leiblichen Mutter, weil es die vertrauten Bewegungen, die vertrauten Schritte wieder erkennt und sich damit schon in Sicherheit fühlt. Wieder eine sehr tiefe Nähe, die das Kind zur Mutter empfindet, während die leibliche Mutter verglichen mit dem, was das Kind wahrnimmt, nur sehr wenig von ihrem Kind mitbekommt.

Aus Sicht der leiblichen Mutter sind neun Monate von der erlebten Länge her einfach nur neun Monate in ihrem Leben. Für das Kind allerdings ist die Zeit im

Bauch sein vollständiges bisheriges Leben. In der Zeit der Schwangerschaft hat das Kind **seinen ganzen Körper ausgebildet - ein vollendetes Werk**. Etwas Großartigeres wird es in seinem ganzen Leben nicht mehr schaffen. Folglich war dies nicht irgendeine Zeit in dem Leben eines Kindes, sondern sein ganzes bisheriges Universum und Ort seines ganzen bisherigen erfolgreichen Schaffens.

Bei diesem Prozess ist die **leibliche Mutter**, egal welchen Charakter sie besitzt, stets **zuverlässig anwesend**. Sie ist anwesend, während das Kind über den Mutterkuchen und die Nabelschnur ernährt wird, sie ist anwesend, während das Kind von den umgebenden Körperhüllen der Mutter und ihrer Körpertemperatur gewärmt wird, und sie ist anwesend, wenn sich ihre Gebärmutter schützend um das Kind legt und alle schädlichen Einflüsse von außen gedämpft und abgeschwächt werden.

Der Körper der Mutter erfüllt in dieser Zeit genau das, was **die eigentliche Aufgabe der Eltern** ist: Zuverlässige Anwesenheit, Ernährung, Wiegen durch die Bewegungen der Mutter, Wärme und Schutz - die elementaren Bedürfnisse des Kindes werden befriedigt. Das Wiegen und die Wärme zusammen, aber auch die restliche Versorgung geben dem Baby ein Grundgefühl der Liebe, Geborgenheit und des Grundvertrauens, was noch verstärkt wird, wenn die Eltern das Kind tatsächlich liebevoll erwarten. Ob die Mutter auch ihre Fürsorgepflicht während der Schwangerschaft erfüllte, die zwingend zu einer gesunden vorgeburtlichen (pränatalen) Entwicklung gehört, hängt davon ab, ob die leibliche Mutter sich schwangerschaftsgerecht verhielt. Mit schwangerschaftsgerecht meine ich, dass man als Schwangere schon gewisse Rücksichten nehmen muss, wenn man möchte, dass ein Kind im Bauch gesund heranwächst - wie zum Beispiel für genügend viel Ruhezeit sorgen, sich gesund und ausreichend ernähren, keine Giftstoffe zu sich nehmen, sich nicht zuviel seelischen Stress zumuten und vieles andere mehr. Und trotz aller Gefahren wirkt der Körper der Mutter zunächst einmal schützend für das Kind.

Später, wenn das Kind geboren und älter ist, wird dann die tatsächliche aktive Fürsorge für das Kind (liebevoll wärmend anwesend sein, wickeln, füttern) und Erziehung des Kindes notwendig werden, die jetzt aber das wirklich aktive Engagement der Mutter voraussetzt. Während der Schwangerschaft wird der leiblichen

Mutter sehr viel von ihrem eigenen Körper abgenommen, ihr Mitwirken ist nur zu einem geringen Teil erforderlich - nach der Geburt aber, trennt sich die Spreu vom Weizen - jetzt hängt alles vom Engagement der Mutter ab.

Bei den Kindern, die „nur“ die Trennung von der leiblichen Mutter erlebten, vergisst man sehr schnell, welch zentrale Figur die Mutter während der Schwangerschaft für das Kind darstellte und das die Trennung von ihr für das Kind ein Trauma darstellt. Denn **wo ist der Mensch plötzlich**, der bisher immer bei dem Kind war, dessen Herzschlag, dessen Stimme und dessen Regungen es so genau von innen heraus kennt? Wo ist das all das, was dem Baby bisher Sicherheit, Wärme, Leben und Geborgenheit gab? **Wo ist ein großer Teil des Kindes selbst geblieben?** Aus Sicht des Kindes ist die leibliche Mutter ein Teil von ihm selbst! Da es noch nicht zwischen sich selbst und der Mutter unterscheiden kann, ist **für das kleine Kind ein untrennbarer Teil seiner selbst für immer verloren gegangen**! Der Verlust der leiblichen Mutter ist aus Sicht des Kindes erst einmal das Schlimmste, was ihm in seinem gesamten Leben überhaupt zustoßen kann!

Mit der Geburt verlässt das Kind den Körper der Mutter, denn es hat nun seinen eigenen Körper, der unabhängig von der Mutter eigenständig leben kann. Diese beiden Körper müssen sich notwendigerweise voneinander trennen, da die Zeit reif dafür ist. Das Kind ist, medizinisch ausgedrückt, ausgetragen. Das Baby muss sogar geboren werden, da es bei einer zu langen Übertragung im Körper sterben würde, was die moderne Medizin aber dank Geburtseinleitung heute nicht mehr zulässt.

An dieser Stelle ist es entscheidend, ein wichtiges Bild aufzunehmen, um das, was danach folgt, zu verstehen:

- Kommt das Baby viel zu früh und damit häufig auch gewichtsbezogen zu leicht auf die Welt, so stirbt es, weil es abgetrennt vom Körper der leiblichen Mutter noch nicht überleben kann. Mit der heutigen Medizin muss ein Kind, um zu überleben, mindestens 500g wiegen oder mindestens 22-26 Wochen im Bauch der Mutter verbleiben (vgl. auch Moore und Persaud, 1993).

- Kommt ein Baby ab der 28. Schwangerschaftswoche zur Welt, so ist es zwar noch nicht wirklich reif, kann aber bereits mit Hilfe der modernen Medizin überleben. Die Folgen einer solchen Frühgeburt sind mannigfaltig und nicht voraussagbar:

    - So kann es etwa zu gravierenden Gehirnschäden kommen, die eine schwere bis leichte körperliche, geistige oder Lernbehinderung zur Folge haben. Neben anderen Schäden sind aber auch Blindheit, Taubheit oder alles zusammen möglich (vgl. auch Mayes und Bornstein, 1997).

    - Vielleicht ist das Kind später immer nur etwas leichter und kleiner als die anderen gesunden Altersgenossen und manchmal auch in der Entwicklung etwas zurück, aber ansonsten lebensfähig und gesund. Den Rückstand hat es in der Regel bis zur mittleren Schulzeit aufgeholt. Spätestens im Erwachsenenalter würde keiner mehr auf die Idee kommen, dass es sich hier um ein ehemaliges „Frühchen" handelt (vgl. auch Klebanov, Brooks-Gunn und McCormick, 1994; McCarton et al., 1997).

- Die Zeit der ausgetragenen Babys beginnt 14 Tage vor dem errechneten Geburtstermin und endet 14 Tage danach. Spätestens dann muss das Baby zur Welt kommen. Zu dieser Zeit wird heute auch die Geburt eingeleitet, bzw. meist schon 10 Tage nach dem errechneten Geburtstermin, weil niemand das Risiko eingehen will, dem Kind zu schaden (vgl. auch Berk, 2004).Würde das Kind zu lange im Bauch verbleiben, würde es wiederum schwere Schäden erleiden oder gar sterben.

Es gibt also eine Zeit der Entwicklungsphase im Bauch, in der das Kind definitiv noch nicht reif genug ist, ohne die leibliche Mutter körperlich zu überleben. Je länger das Kind im Bauch verbleiben kann, um so unbeschadeter kann es überleben (vgl. auch Berk, 2004). Schließlich ist der Zeitraum erreicht, der sich über einen Monat erstreckt, also 1/9 der gesamten Schwangerschaftszeit, in dem die endgültige körperliche Geburtsreife eintritt. Dies merkt man dann an den nach der 38. Schwangerschaftswoche einsetzenden Wehen.

Nicht anders ist es nach der körperlichen Geburt mit der eigenen Lebenskraft des Kindes und seiner eigenständigen Gefühlswelt, die sich erst noch über Jahre in der unmittelbaren Nähe der leiblichen Mutter entwickeln müssen, bevor das Kind reif ist, bezogen auf seine Lebenskraft und Gefühlsstärke, ohne seine leibliche Mutter auszukommen. Was die noch nicht voll entwickelten Lebens- und Gefühlskräfte des Kindes angeht, befindet sich das Kind noch in einer Art von zweiten Schwangerschaft, bei der die unmittelbare Nähe der Mutter noch erforderlich ist, um sich gesund zu entwickeln. Die zu frühe Trennung von Mutter und Kind kann also auf der Lebens- und Gefühlsebene eine Art von „Frühgeburt" bedeuten mit ähnlich gravierenden Folgen wie die körperliche Frühgeburt während der uns gut bekannten körperlichen Schwangerschaft.

Ebenso wie in der körperlichen Schwangerschaft gibt es eine Anfangsphase, wo eine frühzeitige Trennung „tödlich" wirken kann (bezogen auf die späteren im Leben zur Verfügung stehenden Lebens- und Gefühlskräfte des Kindes). Dann gibt es eine etwas spätere Phase, in der man schwere Schäden, später leichtere Schäden davon trägt oder sogar Glück hat, ohne Schäden davonzukommen bis dahin, dass man sich in der Reifephase ganz unbeschwert voneinander trennen kann.

Zurück zur körperlichen Geburt: Die beiden Körper trennen sich also voneinander. Die **gemeinsame Lebenshülle** und die **Gefühlshülle** von Mutter und Kind bleiben jedoch weiter **wie ein unsichtbares Band** um die beiden herum bestehen. Denn:

- Warum sollte die Nähe der leiblichen Mutter, die das Kind in der bisher wichtigsten Phase seines Daseins am Leben erhielt, plötzlich austauschbar sein?
- Warum sollte diese Nähe plötzlich unwichtig werden?
- Warum sollte es das kleine Kind verarbeiten können, dass nur noch die Hälfte seines Universums da ist?
- Warum sollte sich das Kind von sich aus ein neues unbekanntes Universum suchen?

Diese **gemeinsame Lebenshülle** und **Gefühlshülle** wird von Seiten des Kindes auch nach der Geburt in allen Lebensäußerungen und in allen Gefühlsäußerungen der leiblichen Mutter erlebt - das Atmen der Mutter, ihre Stimme, ihre Redeweise, ihre Art zu reagieren - nichts kennt das Kind besser, nichts ist ihm vertrauter, nichts gibt dem Kind mehr Sicherheit. Es geht sogar noch weiter, denn das Kind kennt seine leibliche Mutter von Grund auf besser und genauer als die Mutter sich selbst. Wer hört schon für neun Monate in Folge sein eigenes Blutrauschen, seinen Herzschlag, jede Verdauungstätigkeit, in gewohnter Tätigkeit, aber auch als Reaktion auf Gefühle oder Erlebnisse? So weiß das Kind instinktiv, wie seine leibliche Mutter fühlt und was nun in ihrem Innern geschieht.

Für die leibliche Mutter ist das **gemeinsame Lebensband** ein weitaus zarteres als für das Kind. **Das Kind braucht die leibliche Mutter zum Überleben, sie gibt ihm Lebenskraft**. Die leibliche Mutter hingegen ist real nicht mehr mit ihrem Leben, mit ihrem Überleben, von dem Kind abhängig. Sie aber spürt diese Abgabe von ihrer Lebenskraft an ihr kleines Kind in der großen Müdigkeit und Abgeschlagenheit nach einem Tag mit ihrem kleinen Kind: Mütter von kleinen Kindern sind abends oft völlig erschöpft und wissen gar nicht so recht, warum. Dies ergeht Vätern nicht anders. Von einem gleichen Phänomen können auch Kindergartenerzieher berichten, die nach einem Arbeitstag völlig ausgelaugt sind, ohne dass sie sich einer schweren körperlichen Arbeit oder Anstrengung bewusst wären: **Kleine Kinder ziehen die Lebenskräfte des Erwachsenen ab**.

Im Bauch wäre es noch um die Existenz der leiblichen Mutter gegangen, wenn das Kind plötzlich im Mutterleib verstorben wäre. Ist das Kind aber erst einmal geboren, so kann die leibliche Mutter, aus ihrer Sicht gesehen, unbeschadet für ihr Leben gehen, sich von dem Kind trennen, denn sie ist existenziell nicht mehr mit dem Kind verbunden. Das setzt natürlich voraus, dass sie alle fürsorglichen Gefühle, die für das leibliche Kind während der Schwangerschaft und nach der Geburt aufkommen, unterdrückt und ignoriert. Wenn sie aber die **Wahrnehmung des zarten Bandes** zulässt und **sehr feinfühlig** an das Kind und alles, was im Umkreis des Kindes geschieht, herangeht, kann auch die leibliche Mutter dieses **zarte unsichtbare Band** spüren. Das, was wir als **Muttergefühl** kennen, ist eine der Auswirkungen des **zarten, unsichtbaren Lebens-** und **Gefühlsbandes**, der ganz instinktiven Sorge um das Leben und das seelische Wohlergehen des leiblichen Kindes.

Jeder, der in dieser Art von Beobachtung geschult ist, nimmt dieses Band wahr, aber bezeichnet es vielleicht anders. Manche spüren es eben nur in Form von aufkommenden Muttergefühlen. Wenn die leibliche Mutter diese zarten Gefühle aber nicht wahrnehmen will, so ist es ein Leichtes für sie, und für alle Außenstehenden noch leichter, die Wahrnehmungen wegzuwischen und zu negieren.

Hier kommen wir jetzt an einen sehr entscheidenden Punkt. Natürlich haben auch die Pflege- und Adoptiveltern „Muttergefühle" bzw. „Elterngefühle" und auch Sorge um das ihnen anvertraute Kind. Diese können auch sehr stark sein und sind auf den ersten Blick qualitativ nicht zu unterscheiden von den „Muttergefühlen" leiblicher Mütter. Das ist auch nicht weiter verwunderlich, denn sobald das Kind wieder mit jemand Neuem intensiv zusammenlebt, bildet sich ein **neues Lebensband** in der **neuen Lebensgemeinschaft** und ein **neues Gefühlsband** in der **neuen Gefühlsgemeinschaft**. Diese gemeinsam **neu aufgebaute Lebenshülle** kann sogar bewirken, dass Pflege- und Adoptivkinder beginnen, ihren nicht blutsverwandten Pflege- und Adoptiveltern körperlich ähnlich zu sehen. Aber diese **neu gebildeten Bänder** sind qualitativ doch andere Bänder, denn es gab zu keiner Zeit eine **körperliche Lebenseinheit**, keine **körperliche Gefühlseinheit** wie während einer Schwangerschaft. Das Kind kennt die Pflegemutter zwar sehr gut, aber nicht „inwendig", sondern nur von außen. Es ist nicht das von Beginn an da gewesene Universum, sondern ein neues, das einem erst langsam genauso vertraut zum neuen Universum wird. Austauschbar ist jetzt auch das Geschlecht der Eltern; denn ob Pflege-/Adoptivmutter oder Pflege-/Adoptivvater, beide werden dem Kind von außen her vertraut. Nur die leibliche Mutter kennt man von innen.

Wenn man die **gemeinsame Lebens- und Gefühlshülle**, die zwischen Pflegeeltern und Pflegekind, Adoptiveltern und Adoptivkind nach einer Zeit des gemeinsamen Lebens entstanden ist, durch eine erneute Trennung zerstört, kann dies zu ähnlich gravierenden Traumata führen, wie bei der Trennung von der leiblichen Mutter (vgl. auch Newton, 2000). Auch kann **mit jeder erneuten Trennung wieder etwas von der Lebenskraft des Kindes verloren gehen**, und **je nach Alter können empfindliche Entwicklungsprozesse gestört und unendlich große Gefühlswunden gerissen werden**. Letztendlich und damit einhergehend kann auch das Vertrauen zu anderen Menschen und in die Welt immer mehr zerstört werden.

Nach der Zerstörung der **Original-Lebenshülle** und der **Original-Gefühlshülle** zwischen Kind und leiblicher Mutter bildet sich nicht mehr dasselbe, sondern diesmal handelt es sich um eine **künstliche Lebenshülle** und eine **künstliche Gefühlshülle** zwischen Kind und Pflege- oder Adoptiveltern. Sie sind wie ein funktionierender Ersatz. Es ist vergleichbar mit einer Narbe, die auch aus Haut besteht, aber eben nicht aus Originalhaut.

Zurück zur leiblichen Mutter, die für ein Kind auch nach der Geburt zunächst einmal der wichtigste Mensch ist, da das Kind aus seiner Sicht eins ist mit ihr, solange es nicht zu einer dauerhaften Trennung kam. Ist die leibliche Mutter verschwunden und bleibt sie fort, so ist die **Lebenshülle** und die **Gefühlshülle** der beiden wie auseinander gerissen, das gemeinsame Band für immer zerstört. Alles, was danach kommt, ist wie Narbengewebe, eben ein Ersatz.

Was aber viel schlimmer ist: Mit der Trennung von der leiblichen Mutter und der damit einhergehenden **Zerstörung der gemeinsamen Lebenshülle** ist erst einmal die **elementare Lebensgrundlage des Kindes zerstört**. Mit der **Zerstörung der gemeinsamen Gefühlshülle** wird eine **klaffende Wunde in das Gefühlssystem des Kindes** gerissen. Das ist so, als täte sich unter Ihnen die Erde auf, und Sie fielen ins Bodenlose. Stellen Sie sich vor, man nähme Ihnen alles, was bisher Ihre Existenz ausmachte, Ihnen bisher das Leben ermöglichte und würde es zerstören.

Nur wenn man die **innere Dramatik** dieser Situation für das kleine Kind versteht und bis in ihre Tiefen nachfühlen kann, ist es möglich nachzuvollziehen, warum daraus eine Frühtraumatisierung entsteht und warum es später zu gravierenden Folgen kommen kann, auch wenn das Kind, außer der Trennung von der leiblichen Mutter, keine weiteren traumatischen Situationen erlebt hat. Zu schweren Folgen kann es sogar kommen, obwohl das kleine Kind gleich nach der Geburt von liebevollen und hinwendungsfähigen, sehr kompetenten Pflege- oder Adoptiveltern aufgenommen wurde. Angesichts dieser Vorgeschichte einer für das kleine Kind unbegreiflichen und grausamen Trennung kann man beginnen, aus der Sicht des kleinen Kindes, die Folgen zu verstehen.

Dem Kind wird durch die Trennung von der leiblichen Mutter alles genommen, was es bisher am Leben erhielt. Darüber hinaus wird ihm, aus seiner Sicht gesehen,

„seine", die mütterliche, Gefühlswelt genommen. Die Gefühle, die durch diesen Schmerz entstehen, sind unerträglich. **Das Kind droht an beidem zu sterben**. Es spürt, wie seine **Lebenskräfte schwinden**, da die leibliche Mutter, mit der das Kind in einer gemeinsamen „Lebenshülle" lebte, verschwunden ist. Bisher gab die leibliche Mutter ihm Lebenskraft und Lebenssicherheit. Wenn die Lebenskräfte schwinden, wird ein Kind schlapp, energielos, interesselos, antriebsarm, genau so wie ein Kind ist, wenn es schwer erkrankt ist. Nur handelt es sich hier nicht um eine vorübergehende Erkrankung, sondern eine bleibende, eine chronische Erkrankung sozusagen, denn die leibliche Mutter kommt dauerhaft nicht wieder.

Die **Kindheitskräfte** des Kindes können diesen Schmerz überdecken, manche Kinder tragen auch keine sichtbaren Folgen davon, aber andere Kinder benehmen sich noch bis ins Erwachsenenalter entweder in kleinen Teilbereichen oder auch in vielen Lebensbereichen so wie oben beschrieben: schlapp, energielos, interesselos und antriebsarm. Daraus kann sich eine **Anstrengungsverweigerung** entwickeln, die in einem gesonderten Kapitel eingehend beschrieben wird (siehe ab Seite 149).

Wenn Sie Ihr Pflege- oder Adoptivkind in dieser Beschreibung der **zerstörten Lebenshülle** nicht wiederentdecken können, hat es vielleicht Glück gehabt und ist von diesen Folgen verschont geblieben. Vielleicht haben Sie aber auch die vielen kleineren Problembereiche nicht als jene oben beschriebene Antriebsarmut erkannt, die eine unmittelbare Auswirkung dieser Folgen sind, zum Beispiel kein Interesse am schulischen Lernen, kein Ehrgeiz, keine Ziele, keine Lust, sich anzustrengen, sich anzuziehen, auf Körperhygiene zu achten, häusliche Pflichten zu erledigen, scheinbare Lese- und Rechtschreibschwächen, scheinbare Rechenschwächen, so genannte Dyskalkulien. Dies kann sogar so weit gehen, dass die Kinder lernbehindert oder geistig behindert wirken. Dazu später mehr.

Auf der anderen Seite ist durch die Trennung eine **klaffende Gefühlswunde** entstanden, gemischt mit der Angst, zu sterben. Die Todesangst und alles, was damit zusammenhängt, das ist größer, als das Kind verkraften und verarbeiten kann. Das Kind ist der Situation ohnmächtig ausgesetzt und kann nicht fliehen. Was würden Sie nun tun? Ruhig bleiben? Wenn Gefühle einen zu überschwemmen drohen, kann man entweder verrückt werden oder die Gefühle abspalten. Beides findet man, neben vielen anderen Symptomen, in späteren Pflege- und Adoptivkindern wieder. Häufig können sie nicht ruhig bleiben, zappeln und sind ständig in Aktion. Aber auf diese Weise versuchen sie, ihrer überschäumenden Gefühle Herr zu werden. Oder sie spalten ab, indem sie zum Beispiel ein viel geringeres Schmerzempfinden haben, manchmal vielleicht sogar bis zu einem Punkt, an dem sie gar keine Schmerzen mehr fühlen. Wie sollte das Kind auch sonst die qualvollen Gefühle und Ängste überleben?

Die **gemeinsame Lebenshülle** und die **gemeinsame Gefühlshülle** mit der leiblichen Mutter ist, einmal zerstört, als Original nicht wieder herzustellen, schon gar nicht aus eigener Kraft des Kindes. Die Originalhüllen sind insofern für die gesunde Entwicklung des Kindes notwendig, weil sie es - solange unversehrt - dem Kind ermöglichen, in seinem von Beginn an dagewesenen Universum ungestört zu leben und eine starke Persönlichkeit zu entwickeln. Ohne Störungen bedeutet: ohne Todesängste, ohne abrupt unterbrochene und gestörte Lebens- und Entwicklungsprozesse und ohne traumatische Erlebnisse. Dies setzt natürlich voraus, dass bei Erhaltung der Originalhüllen die leibliche Mutter in der Lage ist, das Kind vor schädlichen Einflüssen zu schützen und ihm selbst alles zu geben, was ein Kind zur gesunden Entwicklung braucht. **Das Kind benötigt also, um ohne Störungen groß zu werden, beides: Unversehrte Originalhüllen in Gemeinschaft mit der leiblichen Mutter und eine Umgebung, die dem Kind alles gibt, was es zur gesunden Entwicklung braucht.**

Möchte man nicht, dass diese Originalhülle zerreißt, darf man das Kind nicht von seiner leiblichen Mutter trennen bzw. muss die leibliche Mutter sich so verhalten, dass sie nicht schon selbst diese Originalhülle zerstört (siehe ab Seite 83 „Stille Frühtraumatisierungen" und ab Seite 90 „Stille Trennungen auf Raten"). Es kommt bei der Zerstörung von Lebens- und Gefühlshüllen immer zu **klaffenden, nur noch mühsam und mit Narben zu schließenden Wunden in Lebenskraft und Gefühlsleben des Kindes**. Dem Kind steht nicht mehr dieselbe Lebenskraft und nicht mehr dieselbe Gefühlssicherheit zur Verfügung wie vor der Trennung; und das führt oft zu unmittelbaren, schweren Folgen, die ich am Ende dieses Buches beschreiben werde, da sie nicht in einem halben Absatz zu erklären sind. (siehe ab Seite 122)

Das Problem bei Pflege- und Adoptivkindern ist aber gerade, dass die leibliche Mutter - vielleicht sogar trotz Hilfe von außen - nicht in der Lage ist, das Kind zu schützen und ihm das zu geben, was es braucht. So wurde in der Vergangenheit dieser Pflege- und Adoptivkinder - aus Erwachsenensicht verständlich - die **Original-Lebenshülle** und die **Original-Gefühlshülle** für immer zerstört, indem das Kind von der leiblichen Mutter getrennt wurde. **Jetzt ist es die heilende Aufgabe der neuen, hoffentlich endgültigen Pflege- und Adoptivfamilie, eine neue Lebens- und Gefühlshülle aufzubauen, die nicht wieder zerstört wird.**

Nach der Zerstörung der **Originalhüllen** mit der leiblichen Mutter muss das Kind, um zu überleben, das unerträgliche Gefühl der Todesangst abspalten, das durch den Verlust der **mütterlichen Lebenshülle** entsteht. Dieses abgespaltene, dem Bewusstsein nicht mehr zugängliche Gefühl ist gleichwohl noch existent, es arbeitet im Verborgenen hoch aktiv und drängt immer wieder an die Oberfläche. Immer wieder aufs Neue droht das Kind von den überbordenden Todesängsten übermächtigt zu werden, obwohl das traumatisierende Erlebnis vielleicht schon um Jahre zurückliegt.

Aus seiner Sicht schützt das Kind sein Leben, indem es sich auch später noch so verhält, wie es dies damals zum Überleben des Ursprungstraumas getan hat. So wird ein Kind, das zum Beispiel einst nur aufgrund seiner Wachsamkeit überlebte, vielleicht später seine ganze ihm zur Verfügung stehende Energie dazu nutzen, um in jedem Raum die Steckdosen in Windeseile zu zählen, weil dies in seinen Augen „versteckte Überwachungskameras" sein könnten. Diese Wachsamkeit könnte nun infolge so viel Kraft von dem Kind erfordern, dass es zum Beispiel trotz guter Anlagen in der Schule nichts lernt, weil es ständig mit Steckdosenzählen und Ähnlichem beschäftigt ist. Dies hört sich an wie ein Wahn, ist aber keiner, sondern einfach nur die Äußerung eines aus früheren Zeiten erhaltenen Überlebenstriebes. Solch altbewährtes Verhalten bekämpft zwar aus Sicht des Kindes seine Todesangst, aber ist de facto häufig mit unserem bürgerlichen Leben nicht vereinbar.

Das gleiche Kind zählte in einer Unterrichtsstunde auch, wie viele Kinder ein Radiergummi oder einen Anspitzer benutzten und wie oft in einer Stunde unzählige Lineale und Geodreiecke von den Tischen fielen. Dies zeigte nicht nur seine hohe

Wachsamkeit, sondern auch sein Bestreben alles in seiner Umgebung zu kontrollieren, um wieder an Lebenssicherheit zu gewinnen.

Ein anderes Beispiel wäre ein Kind, das abends nie einschlafen kann, weil es unbewusst Angst hat im Schlaf wieder weggetragen zu werden, ohne sich wehren zu können und so ein weiteres Mal seiner Existenz beraubt zu werden.

„Glück gehabt" haben die Kinder, die per Zufall eine Strategie zur Bekämpfung der Todesangst, eine sogenannte **Überlebensstrategie**, gefunden haben, die ins bürgerliche Leben passt. Diese Kinder fallen meistens gar nicht auf, so dass sie keine weiteren äußeren Schwierigkeiten bekommen. Innerlich kann ein solches Kind den gleichen Kampf erleiden, ohne dass dies nach außen sichtbar werden muss. Da ihm dies aber unter Umständen an keiner Stelle bewusst wird, da es nicht aneckt, kann es sein, dass es sich oft sein ganzes Leben lang unbemerkt im Teufelskreis dreht.

Das gleiche gilt für das Gefühl der Ohnmacht, denn kein Mensch könnte diese nicht in Worte zu fassende Ohnmacht ertragen. Also muss auch dieses Gefühl verschwinden; die Ohnmacht darf nicht mehr gespürt werden. Das Kind muss, so klein und schwach es ist, die Kontrolle und Macht übernehmen.

Wenn Außenstehende diesen Teufelskreis der Angst bzw. Todesangst und Ohnmacht und ihrer versuchten Verdrängung durch das Kind nicht erkennen, wird es vielleicht für sein restliches Leben in seinem inneren Gefängnis verbleiben. Das gilt auch für Ihr Pflege- und Adoptivkind, bei dem einen mehr, beim anderen weniger sichtbar. Was auch immer die ohnmächtige Angst wieder heraufbeschwören könnte, wird fortan unter allen Umständen vermieden. Dieses von uns erfasste Wissen und besser noch, unsere Fähigkeit, nachfühlen zu können, lässt uns unmittelbar jedes noch so abstruse Verhalten verstehen lernen. **In der Todesangst und der Ohnmacht**, die in dem vorliegenden, den vorherigen Absätzen und in späteren Kapiteln beschriebenen wurden und werden, **liegt der Schlüssel für jedes spätere Verhalten der frühtraumatisierten Kinder**. Anschaulicher wird dies weiter unten im Buch beschrieben (siehe ab Seite 122).

Im gesunden Verlauf verblasst die **gemeinsame Lebenshülle** zwischen Kind und leiblicher Mutter während der ersten sieben Jahre. Dieses **unsichtbare Band** der beiden wird also von Natur aus immer schwächer und schwächer, bis das Kind schließlich langsam seine **eigene Lebenskraft** aufgebaut hat und ausgerüstet ist für ein Leben ohne die Lebenskraft der Mutter.

Jetzt kommen wir zurück zu dem Bild der körperlichen Geburt und den Folgen einer Frühgeburt, wie weiter oben beschrieben. Während der Zeit im Bauch kann der Körper geschützt gebildet werden und wachsen, bis er so reif ist, dass er geboren werden kann und muss. Diese Zeit ist vergleichbar mit jener, in der das Kind außerhalb des Bauches, aber in unmittelbarer körperlicher Nähe zur leiblichen Mutter in den ersten sieben Jahren seine **eigenständigen Lebenskräfte** aufbaut, so dass es dann in bezug auf die Lebenskräfte mit etwa sieben Jahren noch einmal „geboren" wird und danach ohne die Lebenskräfte der Mutter leben kann. In bezug auf die Lebenskraft ist das Kind nun unabhängig von der Mutter und damit wieder ein Stück selbständiger, sprich autonomer geworden.

Die Naturvölker wissen das häufig noch und lassen Mädchen und Jungen bis zum siebten Lebensjahr bei den leiblichen Müttern. Erst dann gehen die Jungs zu den Männern, damit diese sie zum Mann erziehen, und werden so von der Mutter getrennt (vgl. auch Heinemann, 2002).

Die **Gefühlshülle** verblasst ebenfalls im Laufe der Kindheit immer mehr, bis hin zur Pubertät. Danach entwickelt und erprobt das Kind sein eigenständiges, von der Mutter abgetrenntes Gefühlsleben. Nach der Geburt und in der frühen Kindheit ist dieses **gemeinsame Gefühlsband** noch in vielen Äußerungen des Kindes sehr gut sichtbar. Wie schon weiter oben erwähnt, kennt jeder davon zahlreiche Beispiele: Ist die leibliche Mutter fröhlich, fühlt sich das kleine Kind so sehr eins mit ihr, dass es auch zu lachen beginnt, ohne zu wissen, um was es geht. Diese gefühlsmäßige Abhängigkeit verschwindet immer mehr, bis das Kind mit der Pubertät eine eigene Gefühlssicherheit entwickelt hat.

Die Gefühle des Kindes brauchen also einen noch längeren Schutz als bis zum siebten Lebensjahr. Hier ist für das Kind die unmittelbare Nähe seiner leiblichen Mutter notwendig, bis es mit der Pubertät sein eigenes Gefühlsleben ausbildet und sich nun sogar vehement von der Mutter und den Eltern gefühlsmäßig absetzt.

Den Verlust der leiblichen Mutter kann man auch noch nach der Bildung einer eigenen **Lebenskraft** als schmerzlich empfinden, selbst nach der Ausbildung einer eigenen Gefühlssicherheit in der Pubertät, mit 19, mit 25 und auch mit 50 Jahren; denn die leibliche Mutter ist eben ein ganz besonderer Mensch in der Biographie einer jeden Person. Aber je älter man wird, umso besser kann man mit dem Verlust und auch mit den entstehenden Wunden umgehen und desto weniger existenziell, also lebensbedrohend, wird man getroffen.

Die Phase der **natürlichen Auflösung der gemeinsamen Lebenshülle** und der **Entstehung der eigenen Lebenskraft des Kindes** ist, ebenso wie der körperliche Geburtstermin des Kindes, nicht auf einen genauen Termin hin berechenbar, aber die natürliche Ablösung kommt in etwa um das siebte Lebensjahr herum. Ähnlich wie es bei der körperlichen Reife des Babys im Mutterleib eine Geburtszeit um den Geburtstermin herum gibt, in etwa plus, minus 14 Tage, so gilt dies auch für die Reifung der eigenen Lebenshülle des Kindes, hier gibt es eine Spanne von circa plus, minus neun Monate bis zu einem Jahr, um das siebte Jahr herum. Wir kennen das auch von der Pubertät, beim einen kommt sie früher, beim anderen später; aber sie kommt in jedem Falle.

Ein sichtbares Zeichen dafür, dass das Kind nun die **Lebenshülle** mit der leiblichen Mutter nicht mehr benötigt und **aus dieser mütterlichen Lebenshülle hinausschlüpft**, sozusagen eine zweite Geburt, und nun sogar eine **eigene Lebenskraft** entwickelt hat, ist die **Abstoßung der Milchzähne**. Nun bekommt das Kind sein **eigenes Gebiss** und ist **reif, in die Schule zu gehen**, dort die Welt kennen und verstehen zu lernen. Die Schulreife ist wie der Beginn eines sich bis zum Erwachsenenalter hinziehenden Prozesses des Hinausgehens aus dem Schoß der Mutter - hinein in die bunte und interessante Welt, so ist es zumindest beim gesunden Kind.

Und ebenso, wie es für die gesunde Entwicklung des Körpers notwendig ist, eine gewisse Zeit im Mutterleib zu verbringen, ist es überlebensnotwendig für eine gesunde Entwicklung des Kindes, dass es **für eine gewisse Zeit in unmittelbarer**

ständiger und zuverlässiger Nähe der leiblichen Mutter verbleibt. Voraussetzung dafür, dass dies wirklich gesundend wirkt, ist ein gesunder, förderlicher, fürsorglicher und zuverlässiger Umgang der Mutter mit ihrem leiblichen Kind.

Je älter das Kind wird, umso stärker sind schon die eigenen Lebenskräfte, es kann die Trennung von der Mutter, bis hin zur endgültigen Trennung, immer besser verkraften. Wie im Bild der Schwangerschaft - denn je länger Mutter und Kind unzertrennlich bis zur Geburtsstunde zusammen sein können, um so reifer und mit weniger Schäden wird ein Kind geboren. Dies ist mit der **gemeinsamen Lebenshülle** nicht anders: Je länger man ein **gesundes, ungestörtes Zusammensein** von Kind und leiblicher Mutter ermöglichen kann, um so unbeschädigter, kraftvoller und gesünder wird das daraus erwachsende Kind. Hat das Kind dann die **Geburtsreife der eigenen Lebenshülle** erlangt, dann ist für das Kind auch die Zeit gekommen, die Mutter im übertragenen Sinne stundenweise zu verlassen und hinaus in die Welt zu gehen, zur Schule, wo eine neue wichtige Bezugsperson auf das Kind wartet: der Lehrer.

Das gesunde, dem Kind Kraft gebende Zusammensein des Kindes mit seiner leiblichen Mutter setzt voraus, dass die Zeit mit der Mutter eine gesunde und Kraft gebende Zeit ist. Ich will dem nächsten Kapitel nicht zu sehr vorgreifen. Aber ein Leiden des Kindes bei seiner leiblichen Mutter, bei dem das Kind schweren Schaden nimmt, gleich aus welchem Grund, muss beendet werden, **gemeinsame Lebenshülle hin oder her**. Ich möchte an dieser Stelle ausdrücklich betonen, dass ich die **gemeinsame Lebenshülle** nur deswegen so ausführlich beschrieben habe, weil dies die Dinge aus der Sicht des Kindes verdeutlicht und erklärt, warum diese Trennung für das Kind einen traumatischen Einschnitt darstellt. Dies ist erforderlich, um sein Verhalten später besser verstehen zu können. Selbstverständlich muss man aber Mutter und Kind unverzüglich trennen, wenn das Zusammensein einen eindeutigen schweren Schaden für das Kind bedeutet. Denn:

> **Das Leid, das durch die Trennung von Kind und leiblicher Mutter entsteht, kann man in solchen Fällen nicht verhindern, wohl aber das zusätzliche Leid, das durch ein zu langes Leiden des Kindes in der Ursprungsfamilie entsteht. Dieses Leiden kann und sollte man durch eine frühzeitige Herausnahme des Kindes beenden** (vgl. auch Malter, 2004, Zenz, 2004, Rückert, 2005).

2. Weitere Frühtraumatisierungen von Adoptiv- und Pflegekindern

Bis jetzt habe ich beschrieben, was allen Pflege- und Adoptivkindern gemeinsam ist, die nicht mehr bei ihrer leiblichen Mutter wohnen: Die Trennung von der leiblichen Mutter. Nun gibt es noch eines, das allen Kindern gemeinsam ist: Sie wachsen im Körper ihrer leiblichen Mutter zu einem Neugeborenen heran. Aber dann hören die Gemeinsamkeiten auf. Von da an ist jedes Schicksal sehr individuell.

Leider bleibt die Trennung von der leiblichen Mutter häufig nicht das einzige Frühtrauma, das den Kindern zustößt. Etliche von ihnen werden mehrfach traumatisiert. Alles, was jetzt beschrieben wird, stößt nicht mehr jedem Pflege- und Adoptivkind in gleicher Weise zu, sondern dem einen mehr, dem anderen weniger und dem nächsten überhaupt nicht mehr. Trotz der individuellen Verschiedenheit der Frühtraumata, die auch das große Spektrum der späteren Folgen von Frühtraumatisierungen ausmachen, können die verschiedenen Frühtraumata dennoch bestimmten Stationen zugeordnet werden, die ich im Folgenden beschreiben möchte.

1. Die zentrale Frühtraumatisierung durch Trennung von der leiblichen Mutter
2. Weitere Frühtraumatisierungen von Adoptiv- und Pflegekindern
    a. Traumata während der Schwangerschaft
    b. Traumata vor der Trennung von der leiblichen Mutter
        - Trennung kurze Zeit nach der Geburt ohne Aufenthalt in der Ursprungsfamilie
        - Die Ursprungsfamilie als Quelle der Traumatisierung
    c. Traumata in den Zwischenstationen
        - Krankenhaus
        - Acht - Wochenpflege
        - Bereitschaftspflege oder auch Kurzzeitpflege
        - Heim
        - verschiedene Pflegefamilien vor der endgültigen Pflegefamilie
        - verschiedene Stationen nacheinander
3. Vermeidung von weiteren seelischen Verletzungen und Traumatisierungen

a. Traumata während der Schwangerschaft

Die Schwangerschaft bleibt als Quelle einer Frühtraumatisierung häufig unerwähnt. Damit übersieht man aber einen wesentlichen Lebensabschnitt des Kindes, der bereits unmittelbar prägend auf das immer mehr wahrnehmende Kind wirkt. Dieser Teil des Lebens kann zum Teil direkt und konkret viele der späteren Verhaltensweisen des Kindes im Zusammenhang mit den anderen Frühtraumatisierungen nach der Geburt erklären und darf deshalb nicht außer Acht gelassen werden.

Sie haben im Kapitel „Die zentrale Frühtraumatisierung durch die Trennung von der leiblichen Mutter“ (siehe ab Seite 51) erfahren, dass viele hochauffällige Verhaltensweisen durch das Erlebnis der Trennung von der leiblichen Mutter entstehen. Aber das ist nicht alles; das Problem gestaltet sich vielschichtiger. Schon die der Trennung vorausgehende Zeit der Schwangerschaft wirkt unmittelbar prägend auf das Kind. Es stößt also nicht wie ein „unbeschriebenes Blatt“ auf das Ereignis der Trennung von der leiblichen Mutter und auf die Frühtraumatisierungen, die nach der Trennung noch eintreten können. Vielmehr ist das Kind schon in einer bestimmten Weise geprägt, was später entscheidend werden kann, wenn es um die Auswirkungen und Folgen der einen oder der vielen Frühtraumatisierungen geht.

Wenn man dem späteren Pflege- und Adoptivkind mit seinen Schwierigkeiten wirklich gerecht werden will, muss man auch diesen Lebensabschnitt der Schwangerschaft und das dort Erlebte aus der Sicht des Kindes verstehen und nachfühlen lernen, denn schon hier kann nicht nur eine gewisse Prägung entstehen, sondern es können sich schon Frühtraumatisierungen ergeben.

Das Baby im Bauch nimmt Tag für Tag immer mehr wahr und bekommt natürlich alles um sich herum mit, was in der Mutter geschieht (siehe ab Seite 53 „inwendige Wahrnehmung“): die Ereignisse, die um die Mutter herum ablaufen und alles, was der Mutter von außen zustößt. Das Kind ist während der Schwangerschaft bei allem dabei, was die leibliche Mutter erlebt. Gewiss, das Kind erreicht alles in abgeschwächter Form, weil es durch die Mutterhüllen von ungefilterten, ungedämpften Eindrücken meist verschont wird; aber es ist als fühlendes, wahrnehmendes Wesen immer anwesend; und das prägt das Kind stark (vgl. auch Wiemann, 2005).

Für das weitere Leben des Kindes ist es von zentraler Bedeutung, wie die leibliche Mutter eine Schwangerschaft austrägt. So macht es einen deutlichen Unterschied, ob ein Kind liebevoll erwartet wird, oder ob die leibliche Mutter es von vornherein ablehnt oder ihm gar nach dem Leben trachtet. Es ist ein Unterschied, ob die Eltern sich während der Schwangerschaft um Ruhe und Rhythmik bemühen, oder ob ihr Leben alles andere als schwangerschaftsgerecht verläuft. Ein Kind erhält eine andere Prägung, wenn es liebevoll gesungene Lieder hört oder ein ständig wütendes Schreien mit Tritten gegen den Bauch.

Wir sollten uns klar machen: Neben dem, was die Mutter während der Schwangerschaft in der Außenwelt erlebt, kann alles auf das Kind einwirken, zum Beispiel die Gefühle der Mutter oder ihre Gedanken - und dies umso stärker, je mehr das Handeln der Mutter davon beeinflusst wird.

Eine Mutter, die voller Freude ihr Kind erwartet, wird versuchen, dem Kind möglichst viel Gutes zukommen zu lassen und etwa allzu lauten Lärm oder anderen Stressfaktoren für Mutter und Kind zu vermeiden. So kann es zum Beispiel sein, dass sich eine Mutter von ihrem Kind nur sehr ungern wegen äußerer Umstände trennt, wobei sie die Schwangerschaft in größter Liebe und Hingebung zu ihrem Kind austrägt. Denken wir zum Beispiel an ein junges, noch minderjähriges Mädchen, das ihr Kind gerne behalten würde, es aber unter dem Druck der Eltern zur Adoption freigibt. Dieses positive Grundgefühl der Mutter zu ihrem Kind wird man dem Kind später im Verhalten anmerken. Aber vielleicht werden wir diese Tatsache nie erfahren und uns später nur über die relative Gesundheit dieses Kindes trotz aller Frühtraumatisierung wundern.

Das Gegenbeispiel ist eine Mutter, die ihrem Kind nach dem Leben trachtet. Dies kann so weit gehen, dass das Kind tatsächlich an ihren Handlungen stirbt. So gibt es leibliche Mütter, die während der Schwangerschaft Gewaltmärsche unternehmen, um das Kind abzutreiben. Viele dieser Abtreibungsversuche gelingen, und wir werden es nie erfahren. Viele gelingen nicht, das Kind aber hat diese Tortur erlebt und überlebt. Erfahren werden wir auch das nie.

Zwischen diesen Beispielen gibt es alle Schattierungen, von liebevoll während der Schwangerschaft erwartet bis gehasst. Da sind so viele Nuancen, die prägen können. Das im Mutterleib schon gefährdete Kind wird mit einem ganz anderen Vertrauen bzw. Misstrauen in diese Welt kommen, als ein Kind, dem bisher nur Gutes für sich entgegengekommen ist.

Wichtig ist, dass Sie als spätere Pflege- und Adoptiveltern versuchen, soviel von der Schwangerschaft zu erfahren wie nur irgend möglich. Natürlich weiß man nicht, ob die Dinge tatsächlich so waren, wie sie berichtet werden, ob auch wirklich alles erzählt wird oder ob die eigenen Rückschlüsse zutreffen. Dennoch sollte man versuchen, dem realen Eindruck des Kindes während der Schwangerschaft sehr nahe zu kommen, um das Kind verstehen zu lernen.

Bei all dem, was ein Kind während einer Schwangerschaft erleben könnte, ist bitte immer zu beachten, dass das Kind von Natur aus gut gegen viele Eindrükke geschützt wird. Es ist umgeben von der Gebärmutter, der Bauchhöhle, dem Darm, von sich bewegenden Flüssigkeiten, vom Häuten, Muskeln und Fett, so dass schon alleine dadurch viel von dem, was geschieht, abgefiltert wird. Die Geräusche, das Licht und auch körperliche Einwirkungen, wie zum Beispiel Sturzunfälle der Mutter werden gedämpft. So kommt es, dass viele Eindrücke zwar prägen, aber nicht traumatisieren. Der Schutz kann dann wirken, wenn sich das Leben der leiblichen Mutter während der Schwangerschaft in einem einigermaßen normalen Rahmen bewegt. Selbst kleinere Extreme hier und da können noch abgefangen werden.

Dennoch kann es zu dem Punkt kommen, an dem der Schutz des mütterlichen Körpers nicht mehr ausreicht, so dass es doch zu massiven Schädigungen, zu Frühtraumatisierungen, ja vielleicht zum Tod des Kindes kommen kann.

Das können so scheinbar normale Dinge sein, dass etwa eine berufstätige Mutter, die sich sehr auf ihr Kind freut, auf der Arbeitsstelle in einen so existenziellen Stress gerät, dass der Mutterkuchen, über den das Kind ernährt wird, sich unbemerkt ablöst und damit das Kind im Mutterbauch stirbt, vielleicht sogar erst einen Monat vor der Geburt. Ebenso kann man sich vorstellen, dass das gleiche Kind vielleicht nicht stirbt, weil es nicht zu einer vollständigen Mutterkuchenablösung gekommen ist, aber über Tage unbemerkt mangelhaft versorgt wird und in einen unglaublichen Stress gerät: in einen konkreten Überlebenskampf. Dieses Ereignis wird das Kind bei einem Überleben in starker Weise charakterlich prägen.

Die Grenze des Schutzes kann aber auch dort erreicht sein, wo die leibliche Mutter Gifte zu sich nimmt, die vom Mutterkuchen nicht abgefiltert werden können, weil sie plazentagängig und unmittelbar schädigend sind, vielleicht tötend wirken können: Medikamente, Nikotin, Koffein, Alkohol und Drogen (vgl. auch Jacobson, 1997; Aronson et al., 1997). Versetzt man sich jetzt wieder in das Kind, kann es sich dieser schädlichen Einflüsse gar nicht erwehren, denn sie kommen über die Nabelschnur direkt in das Innere des Kindes. Erneut fühlt das Kind diese **Ohnmacht**, die **Todesangst** und führt seinen Überlebenskampf.

Erstaunlich ist dabei allerdings immer wieder, dass die Schädigung nicht alle trifft und nicht alle in gleicher Weise. So gibt es massive Schädigungen zum Beispiel durch Alkohol, die bis zu einer geistigen und/oder körperlichen Behinderung gehen, über Schäden wie einen kleineren Kopf bis hin zu vollkommen unauffälligen Kindern (vgl. auch Streissguth et al., 1994; Streissguth et al., 1996). Oft wird berichtet von Neugeborenen, die drogenabhängig auf die Welt kommen und manchmal einen qualvollen langen Entzug durchmachen müssen. Diese Kinder sind stark geprägt durch die massiven Angriffe gegen ihr Leben und die leidvollen Folgen. Jeder, der sich in dieses Leid aus Sicht des Kindes hineineinversetzt, kann ermessen, welch unüberschaubare Folgen daraus erwachsen können. Sollten wir uns in einem solchen Falle später noch über das auffällige Verhalten des Kindes wundern?

b. Traumata vor der Trennung von der leiblichen Mutter

Trennung kurze Zeit nach der Geburt ohne Aufenthalt in der Ursprungsfamilie

Bei der Entstehung von Frühtraumatisierungen sollte man auf jeden Fall auch die scheinbar kurze Zeit beachten, die das Kind nach der Geburt eventuell noch bei der leiblichen Mutter verblieben ist. Die Zeitspanne zwischen Geburt und Trennung im Krankenhaus darf nicht vernachlässigt werden. Bei eindeutig nicht erziehungsfähigen Eltern wäre eine unter Aufsicht der Hebamme noch im Kreissaal stattfindende Verabschiedungszeit aus Sicht des Kindes gesehen das Beste. Die aufnehmenden Pflege- und Adoptiveltern sollten dann schon vor der Tür warten und das Kind nach dieser Verabschiedung entgegennehmen. Für diese Verabschiedung sollte die abgebende Mutter genügend Zeit bekommen, aber immer in Anwesenheit der Hebamme, die die Gebärende bei einer normalen Geburt im Kreissaal beständig betreut. Auf keinen Fall sollte eine abgebende Mutter, die eindeutig erziehungsunfähig ist, mit dem Kind allein gelassen werden, auch nicht für die „kurze" Zeit des Krankenhausaufenthaltes mit ihrem Neugeborenen auf dem Zimmer im Rooming-in (vgl. auch Duden, 2005). Dieses Rooming-in bedeutet, dass das Bett des Neugeborenen im Krankenhaus dauernd neben dem Bett der Mutter stehen darf.

Häufig wünschen abgebende Mütter gar keine Verabschiedung, dann kann das Kind gleich in die Arme der neuen Familie übergeben werden. Manchmal gibt es sehr überlegte abgebende leibliche Mütter, die sich zum Beispiel schweren Herzens zu einer Adoption durchgerungen haben, die aber jeder Mensch für erziehungsfähig hält. Bei diesen offensichtlich erziehungskompetenten Müttern ist es sogar schicksalsentscheidend, dass man ihnen genügend Ruhe und Zeit gibt, sich von ihrem Kind zu verabschieden. Vielleicht wird es dann ja doch kein Abschied für immer, sondern ein Kennenlernen und eine Annäherung für immer, in deren Verlauf sich die leibliche, erziehungskompetente Mutter entschließt, das Baby doch zu behalten.

Für diesen Fall wäre es sogar notwendig, Mutter und Kind die Tage im Krankenhaus in aller Ausführlichkeit zu lassen und sie in dieser Zeit auch bewusst viel alleine im Rooming-in zu lassen. Auch wären speziell ausgebildete Hebammen eine große Hilfe, die leibliche Mutter und das Kind in diesen entscheidenden Momenten positiv zu begleiten. Elementare Voraussetzung dieser längeren Verabschiedungsmöglichkeit sollte immer die sichere Erziehungskompetenz der leiblichen Mutter sein, an der es nicht die geringsten Zweifel geben sollte.

Es gibt aber auch die Fälle, in denen unüberlegt gehandelt wird. Man lässt dann zum Beispiel die vollkommen erziehungsinkompetente Mutter mit ihrem Neugeborenen eventuell sogar tagelang allein auf dem Zimmer. Beim Hineinfühlen in das Kind, wenn sich später Folgen einer Frühtraumatisierung zeigen, sollte man diese Zeit, die möglicherweise stattgefunden hat, in seine Reise ins Innere des Kindes miteinbeziehen. Denn für uns sind es vielleicht ein paar Tage, aber für das Neugeborene ist es das ganze bisherige Leben außerhalb des Mutterbauches, und viel wird schon in den ersten drei Tagen geprägt. Aus Sicht des Kindes können in dieser kurzen Zeit viele Situationen der **Ohnmacht** und der **Angst** entstehen, wie sie im nächsten Kapitel beschrieben sind. Während der Schwangerschaft kann man gegen Frühtraumatisierungen als Außenstehender sehr wenig machen, aber **sobald das Kind geboren ist, können wir als Außenstehende alles tun, um mögliches Leid oder gar zusätzliche unnötige Frühtraumatisierungen zu verhindern.**

Die Ursprungsfamilie als Quelle der Frühtraumatisierung

In der Vorgeschichte von Pflege- und Adoptivkindern sieht man häufig, dass die Kinder zunächst in den Ursprungsfamilien verbleiben. Ein Glück? Je nachdem, in welche Ursprungsfamilie ein Kind hineingeboren wird, kann das Verbleiben ein Glück oder auch ein schweres Verhängnis sein.

Werden die späteren Pflege- und Adoptivkinder nicht freiwillig nach der Geburt von den leiblichen Müttern abgegeben oder per Zwangsmaßnahme der leiblichen Mutter nach der Geburt weggenommen, verbleiben diese Kinder zunächst in der Ursprungsfamilie, der normale, natürliche Verlauf sozusagen.

Dann aber stellt sich mit der Zeit heraus, dass die leiblichen Eltern doch nicht in der Lage sind, mit ihren Kindern so umzugehen, dass sie nicht geschädigt werden. Häufig wird noch versucht, ambulante Hilfen anzubieten. Diese sind so gedacht: Das Kind verbleibt in der Ursprungsfamilie und ausgebildete Menschen werden als Helfer in die kritischen Familien geschickt, um ihnen vielleicht noch einen rechten Umgang mit dem Kind zu ermöglichen. Dies ist bestimmt in vielen Fällen sehr hilfreich für die leiblichen Eltern. Man will ihnen sozusagen **noch eine zweite Chance geben**, das Kind vielleicht doch zu behalten.

Aber dieses Buch schreibe ich nicht aus Sicht der Erwachsenen, sondern aus Sicht des Kindes, und da ist es leider häufig so, dass durch das Einsetzen einer ambulanten Hilfe die Qualen und die Schmerzen des Kindes oft nur unnötig verlängert werden. Für das Kind ist nur eines wichtig: **Die angstvollen und ohnmachtsträchtigen Gefühle müssen sofort und augenblicklich aufhören. Dies duldet keinen Aufschub**, wenn das Kind nicht schweren Schaden nehmen soll. Hier müssen die Bedürfnisse der leiblichen Eltern zurückstehen (vgl. auch Eberhard, Eberhard und Malter, 2001; Malter und Eberhard 2000; Zenz, 2000).

Daher auch der schon vorher erwähnte Appell:

> **Das Leid, welches durch die Trennung von Kind und leiblicher Mutter entsteht, kann man in solchen Fällen nicht verhindern, wohl aber das zusätzliche Leid, das durch ein zu langes Leiden des Kindes in der Ursprungsfamilie entsteht. Dieses Leiden kann und sollte man durch eine frühzeitige Herausnahme des Kindes beenden** (vgl. auch Malter, 2004, Zenz, 2004, Rückert, 2005).

Einige leibliche Eltern entscheiden sich selbst mit der Zeit, ihr Kind in fremde Hände zu geben. Bei anderen Kindern wird von außen, meist von Seiten des Jugendamtes, eine Herausnahme erwogen.

Da es schwierig ist, Erziehungsfähigkeit zu beurteilen, (vgl. auch Nienstedt und Westermann, 1998) also eine eindeutige Grenze zu ziehen zwischen Erziehungsfähigkeit und Erziehungsunfähigkeit dauert es oft viele Jahre bis das Kind schließlich in eine Pflege- oder Adoptivfamilie kommt. Oft sind einmal erkannte Zeichen wie zum Beispiel blaue Flecken nicht so eindeutig, dass sie als Beweis für ein Fehlverhalten der Eltern ausreichen würden. Manchmal entscheidet sich das Gericht immer wieder gegen eine Herausnahme, trotz aller Bemühungen bester und engagiertester Sozialarbeiter im Jugendamt.

Die Mutter eines Jungen, den ich später jahrelang als Pubertierenden betreute, war im Jugendamt bereits als junges sehr verhaltensauffälliges Grundschulmädchen bekannt. Die äußerst engagierte Sozialarbeiterin hat nach der Geburt des Sohnes dieser Mutter dreieinhalb Jahre um die Herausnahme des Kindes gekämpft. Viele Vorfälle hatten sich vorher schon ereignet, die im Nachhinein offensichtlich waren: schwerste Verwahrlosungen, Misshandlungen, unzählig viele stille seelische Verletzungen und Frühtraumatisierungen, so wie sie weiter unten von mir noch beschrieben werden. Aber alles, was die Sozialarbeiterin in Bewegung setzte, um das Kind aus der Ursprungsfamilie herauszubekommen, schlug fehl: Ein Arzt attestierte, dass die sichtbaren Schlagwunden am Körper des Kindes „nicht so schlimm seien", als dass sie eine Herausnahme rechtfertigen würden; ein Richter entschied, das Kind solle bei der leiblichen Mutter bleiben, ein Kinder- und Jugendpsychiater schlug vor, das Kind solle tagsüber in eine Pflegefamilie und über Nacht zur leiblichen Mutter. Niemand außer der Sozialarbeiterin im Jugendamt erkannte die Not des Kindes und verhalf ihm zu der nötigen Ruhe. So blieb der Sozialarbeiterin nichts anderes übrig, als über Jahre jeden Vorfall, der sich in dieser Ursprungsfamilie ereignete, peinlichst genau zu dokumentieren. Wenn man diesen Bericht liest, ist man erschüttert. Erst nach dreieinhalb langen Jahren erreichte sie, dass der Junge endlich von seinen Qualen erlöst wurde.

Es kann aber auch sein, dass die Herausnahme überhaupt nicht stattfindet, was mit schlimmsten psychiatrischen Störungen oder gar mit dem Tod des Kindes enden kann (vgl. auch Zenz, 2004, Malter, 2005, Rückert, 2005).

Manche frühtraumatisierten Kinder, und davon habe ich schon etliche betreut, kümmern sich schon als Säugling selbst um eine Herausnahme, indem sie sich aus der Ursprungsfamilie **heraushungern**. Sie essen nicht mehr oder übergeben sich ständig, leiden an massiven Durchfallerkrankungen, so dass sie letztendlich im Krankenhaus landen - und dort fangen sie meist wieder munter an zu essen. Ich habe ein Kind erlebt, das sich mehrfach aus seiner Ursprungsfamilie heraushungern musste, bevor die Zeichen endlich erkannt wurden und dieses Kind dann ein Pflegekind wurde. Dank seiner unermüdlichen Pflegemutter nahm es später dann eine überdurchschnittlich positive Entwicklung.

Frühtraumatisierungen, die in den leiblichen Familien vor der Trennung von der leiblichen Mutter geschehen, können häufig schlimmer sein als das Erlebnis der Trennung selbst, so dass die traumatische Trennung für das Kind nur noch ein kleines Beiwerk des Leides ist.

Bei der Überschrift „Frühtraumatisierung in der Ursprungsfamilie“, denkt man gleich an Dinge, die einen auch noch als Erwachsenen massiv bedrohen könnten. Wer gerät schon gerne in Schlägereien oder in eine Vergewaltigungssituation? Wer möchte an Leib und Leben bedroht werden? Wer will verhungern, verdursten oder erfrieren?

Sofort tauchen Schlagwörter wie „Missbrauch“, „Misshandlung“ und „schwere Verwahrlosung“ auf: „Mutter ließ Baby in Wohnung ohne Heizung verhungern“.

Ich denke, dass jeder sich vorstellen kann, dass diese Zustände in Kindern jedweden Alters Gefühle wie Angst, ja **Todesangst** und eine **übermächtige Ohnmacht** hervorrufen und logischerweise auch zu schlimmsten Frühtraumatisierungen mit den entsprechenden Folgen führen können (vgl. auch Dt. Ges. f. Kinderpsychiatrie und Psychotherapie, 2003). Da dies so eindeutig ist, will ich in diesem Buch nur ganz kurz dazu Stellung nehmen und zu diesem Gebiet auf die mannigfaltige Literatur zu den Themen „Missbrauch“, „Misshandlung“ und „schwere Verwahrlosung“ verweisen (u.a. Finger-Trescher und Krebs, 2000, Schmid, 2001, Helfer, Kempe und Krugmann, 2002, Egle, Hoffmann, Joraschky, 2004, Deegener und Körner, 2005).

Hier also nur kurz etwas zu den schweren und schwersten Traumatisierungen, die in jedem Alter grausam wären. Jeder weiß bei Worten wie „Missbrauch“, „Misshandlung“ und „schwere Verwahrlosung“ sofort, dass Kinder in dieser Umgebung nicht bleiben dürfen - auch wenn dies die Trennung von der leiblichen Mutter bedeutet. Jeder würde als Verantwortlicher die Kinder sofort vor weiteren Übergriffen schützen und sie aus der misshandelnden, missbrauchenden oder stark verwahrlosenden Familie herausnehmen, da gibt es keine Diskussion. Leider gestaltet sich die Frage der Herausnahme von Kindern aus den Ursprungsfamilien in der Praxis aus vielfältigen Gründen häufig sehr schwierig und kniffelig, so dass viele Kinder in den Ursprungsfamilien unnötig lange leiden müssen (vgl. auch Malter, 2004; Zenz, 2004, Rückert, 2005).

Bei solchen massiven Traumatisierungen, die in jedem Alter schlimm sind und entsetzliche, irreparable Wunden reißen - deswegen spreche ich nicht ausdrücklich von Frühtraumatisierungen, sondern benutze das weitere Wort: „Traumatisierung“ - wird die Einordnung des Erlebnisses bei kleinen Kindern fast unmöglich. Dies ist wie das Zuführen von Giften während der Schwangerschaft. Das Schwierige bei kleinen Kindern ist, dass sie ihr Umfeld nicht als fremd wahrnehmen (vgl. auch Fonagy et al. 1991; Gruen, 2002), sondern als Teil ihrer selbst, das heißt die Gefahr, die Todesgefahr ist von ihnen aus gesehen in ihnen selbst. Sie erleben nicht, dass daran Fremde schuld sind und dass Fremde ihnen eigentlich helfen müssten, sondern sie nehmen wahr, dass die Gefahr von ihrem eigenen Inneren ausgeht. Sie fühlen sich schuldig an ihrer Situation und erleben, dass sie selbst nicht helfen können. Welch **verheerende Folgen für das**

Selbstbild, Selbstwertgefühl und das Selbstvertrauen - alles wird schon im Keim erstickt.

Für ihr Leben nehmen diese Kinder nicht nur mit, dass die Außenwelt eine Gefahr bedeutet, sondern auch ihre Innenwelt. Dies ist in besonderer Weise tragisch, da sie ihrem eigenen Inneren ja nie wirklich entfliehen können, es begleitet sie überall hin. Zusammengefasst bedeutet das für ihr späteres Leben: Die Gefahr lauert überall, nirgendwo kann man sicher sein, noch nicht einmal in sich selbst. Wenn man in dieses Lebensgefühl versucht hineinzuschlüpfen, dauert es nicht lange, und man erreicht den Punkt der Unerträglichkeit, ja vielleicht den Punkt des Durchdrehens, denn nirgendwo existieren Sicherheit und Vertrauen, sondern überall gibt es nur **Todesgefahr**, **Angst**, **Ohnmacht** und **Misstrauen**. Genauso verhalten sich viele hochproblematische Pflege- und Adoptivkinder dann auch später. Wundert es uns, wenn dieselben Kinder motorisch unruhig werden, sich nicht konzentrieren können oder sich nicht für bürgerliche Ziele anstrengen wollen?

Wenn das Kind nicht gesundet, kommt hinzu, dass es sich später im Leben gerade die Situationen wieder heraussuchen wird, die es bereits kennt, die ihm vertraut sind. Alles, was man sehr gut kennt, bietet Sicherheit, auch wenn es noch so schädlich und schmerzhaft ist, denn man „kennt sich aus" in dieser Situation. Das ist der Grund, warum auch wir als Erwachsene gerade solche Situationen wieder aufsuchen, die uns bekannt sind, unabhängig davon, ob das gut für uns ist oder nicht. Dies ist bei traumatisierten späteren Erwachsenen nicht anders und umso tragischer bei schweren Traumatisierungen wie Misshandlung, Missbrauch und schwerer Verwahrlosung. Denn genau diese Situationen werden nun wieder heraufbeschworen, entweder, indem man sich in Situationen begibt, die einem selbst unendlich schaden und unter Umständen mindestens so schmerzhaft sind wie die Kindheitserlebnisse, oder auch, indem die ehemaligen Opfer jetzt zum Täter werden (vgl. auch Main und Goldwyn, 1984). Auf diese Weise wiederholt sich über Generationen genau das, was man vielleicht als Außenstehender unterbrechen wollte. Das einzige Heilmittel, das gegen diesen über Generationen laufenden Teufelskreis hilft, besteht darin, das Kind vor solchen traumatisierenden Situationen zu schützen und zu bewahren. Das kann durch sehr willensstarke, viel über sich selbst nachdenkende und ernsthaft an sich selbst arbeitende Eltern geschehen. Da konsequent sich selbst erziehende Eltern eher selten sind, ist eine unverzügliche Herausnahme des Kindes aus der leiblichen Familie anzustreben. Hat das Kind diese Situationen einmal durchlebt, bleiben sie sozusagen in seinem Leib festgeschrieben, mit schlimmen Folgen für sein weiteres Leben.

Ein Kind, das früher misshandelt wurde, neigt später dazu, diese Aggressionen anderen anzutun oder zuzulassen, dass es selbst noch einmal Opfer wird. Ein Kind, das schwerste Verwahrlosungszustände erlebte, wie stundenlang allein in einer Wohnung ohne Heizung, hungrig und durstig in schmutzigen Windeln auf seine leibliche Mutter zu warten, dieses Kind wird eventuell später nicht davor zurückschrecken, im Winter bei Eiseskälte neben dem Supermarkt auf eiskaltem Beton zu schlafen, ohne dass für das Kind ein störendes Gefühl aufkommt. So ein Kind ist verloren, wenn es zusätzlich als Überlebensstrategie das Weglaufen entwickelt hat, denn nichts wird es ins bürgerliche Leben zurücktreiben: keine Ungemütlichkeiten, keine Kälte, kein Frost, kein Hunger, kein Durst, kein Dreck. Hat es zusätzlich misshandelnde oder missbrauchende Übergriffe erlebt, wird es selbst bei Überfällen keinen Rückzieher mehr machen. Solch ein Kind hat man dann, ehe man es sich versieht, an die Straße verloren.

Aber auch schon „kleinere Verwahrlosungen" wie zum Beispiel das häufige längere Verbleiben des Babys in schmutzigen Windeln, können dazu führen, dass das Kind sich mit den Gerüchen seiner Ausscheidungen so vertraut fühlt, dass es sich später als „vertrautes Umfeld" damit umgibt. Möglicherweise versteckt es Unterhosen mit Stuhlgang im Kopfkissen und schläft in der Nacht mit größtem Wohlgefühl darauf. Vielleicht sammelt dieses Kind sogar Stuhlgang, indem es diesen aktiv aus dem Darm herausbefördert. Dies hat zur Folge, dass sich der Geruch bald überall verteilt, sobald das Kind mit seinen nicht gewaschenen Händen Gegenstände in der Wohnung anfasst. Pflege- und Adoptiveltern können über diesen Punkt manchmal richtig verzweifeln, weil man allergisch wird gegen diesen Geruch von Ausscheidungen und schließlich homöopathische, feine Dosen in allen Ecken riecht.

Kinder, die den Gestank von verdorbenen und verschimmelten Lebensmitteln in ihrer elterlichen Wohnung erlebten, weil tagelang nicht abgespült wurde und Essensreste nicht entsorgt wurden, werden später vielleicht Essensreste und Küchenabfälle in Tüten abfüllen und in ihren Schubladen verstecken, so dass in ihrem Zimmer immer ein leicht modriger Geruch herrscht. Es gibt noch unendlich viele Varianten eines scheinbar abstrusen Verhaltens der frühtraumatisierten Pflege- und Adoptivkinder, das aber eine leichte Erklärung hat: Es handelt sich lediglich um das Aufsuchen von gewohnten Dingen.

Bei den späteren Wiederholungen traumatischer Erfahrungen ist ein ganz besonderes Augenmerk auf den Missbrauch zu richten. Hat ein Kind in irgendeiner Form Erlebnisse mit sexuellen Handlungen im entferntesten Sinne erlebt - häufig erfahren wir dies gar nicht, weil es im Verborgenen stattgefunden hat - läuft dies mit hoher Wahrscheinlichkeit darauf hinaus, dass das Kind, **möglicherweise sogar noch im Kindesalter**, diese Situation wieder aufsucht. Das heißt, das Kind läuft **große Gefahr, selbst wieder Opfer, aber auch Täter zu werden!** (vgl. auch Main und Goldwyn, 1984)

Soviel zu diesen massiven Traumatisierungen, die durch Misshandlung, Missbrauch und schwere Verwahrlosungen stattfinden. Über das ganze Spektrum der Misshandlungen, des Missbrauchs und der schweren Verwahrlosungen gibt es ein breites Angebot an Literatur, so dass ich in diesem Buch nicht weiter auf diese schweren Traumatisierungen eingehen möchte und mich stattdessen den vielen, sehr häufig vorkommenden **stillen Frühtraumatisierungen**, widme, die nicht sofort augenscheinlich werden.

Woran man häufig nicht denkt, wenn man das Wort „Frühtraumatisierung" hört, sind die **leisen, subtilen Begebenheiten**, welche die Kinder, eben weil sie Kinder sind und keine kleinen Erwachsenen, **in Angst**- und **Ohnmachtsgefühle versetzen**, aus denen es für sie kein Entrinnen gibt. Solche Erlebnisse werden schnell größer als sie, größer, als das, was sie verarbeiten können. Die Angst und die Ohnmachtsgefühle der Kinder werden dann übermächtig und sind ebenso schlimm und gefährlich für ein kleines Kind, wie die jedem einleuchtenden und nachvollziehbaren traumatischen Erlebnisse durch Misshandlung, Missbrauch und schwere Verwahrlosung.

Bei den Frühtraumatisierungen in den Ursprungsfamilien muss man sehr genau hinschauen, denn es führen nicht etwa nur massive Bedrohungen wie Missbrauch,

Misshandlungen und schwere Verwahrlosungen zu Frühtraumatisierungen, sondern eigentlich alles, was das Kind aus seiner Sicht in eine lebensbedrohliche Situation bringt, der es ohnmächtig ausgesetzt ist. **Wichtig ist hierbei die sehr subjektive Sicht des Kindes.**

Da die **stillen Frühtraumatisierungen** schnell zu übersehen sind, leiden die kleinen Kinder oft lange darunter, vielleicht ihre ganze frühe Kindheit, ohne dass es auch nur irgendjemand bemerkt. Um zu verstehen, was **stille Frühtraumatisierungen** sind, ist es wieder wichtig, sich erneut in die Kinder hineinzuversetzen und alles mit den Augen eines Kindes zu sehen und mit seinem Körper zu fühlen. Berücksichtigen Sie die Entwicklungsstufe des jeweils zu betrachtenden Kindes. Was kann ein Neugeborenes? Welche Wahrnehmungs- und Verarbeitungsmöglichkeiten hat ein Neugeborenes? Wie ist dies beim Säugling, beim Kleinkind und schließlich beim Kindergartenkind? Beginnt man einmal damit, findet man immer mehr mögliche Stellen der Frühtraumatisierung.

Ausgehen muss man von der inneren Empfindung des Kindes, das zunächst einmal als Neugeborenes vollkommen hilflos und völlig auf äußere Hilfe angewiesen ist. Hier reichen schon Kleinigkeiten aus, um das Kind vollkommen in Panik zu versetzen. Denken wir einmal an das Nahrungsangebot. Wenn das Kind Hunger hat, schreit es und sollte in absehbarer Zeit Essen bekommen. Jedes besorgte Elternteil läuft relativ schnell los, um etwas zu besorgen, zuzubereiten und zu wärmen. Manchmal hat man die Flasche fürsorglich bereits vorher zubereitet, so dass sie griffbereit und gewärmt neben der Wiege steht.

Bekommt das Neugeborene nicht sofort zu trinken, kann es aufgrund seiner Hilflosigkeit nicht aufstehen und selbst zum Kühlschrank laufen, sondern ist der Situation „Hunger" ohnmächtig ausgesetzt. Es kann nicht wissen, wann es etwas bekommt und ob es überhaupt je wieder etwas bekommt. Also ist ein ungestillter Hunger bei einem Neugeborenen schnell verbunden mit einer bald einsetzenden Panik. Kommt immer noch nichts zu Trinken, setzt bald eine **überbordende Todesangst** ein. Jetzt geht es um die nackte Existenz des Neugeborenen, um Leben und Tod.

Betrachtet man ein Neugeborenes von außen, so ist es in fast allen Bereichen des Lebens sehr, **sehr hilflos** und elementar auf die Hilfe des außenstehenden Menschen angewiesen. Es kann sich nicht allein drehen, nicht das Köpfchen heben, nicht das Ärmchen wegziehen. Daraus folgt, dass selbst eine scheinbar unbedeutende Situation wie eine leicht unbequeme Lage für das Neugeborene unerträglich werden kann. Man denke nur an eigene Situationen, wo unbedeutende Ereignisse zu Qualen werden können, wenn man daran nichts ändern kann. Denken Sie an den Konzertbesuch oder einen wichtigen Vortrag, als Sie krampfhaft versuchten, einen Hustenreiz zu unterdrücken. Je mehr Sie sich darauf konzentrierten, desto schlimmer wurde das quälende Gefühl des Hustenreizes.

Wir waren ausgegangen von einer scheinbar harmlosen Liegeposition des Säuglings, aus der er sich nicht selbst befreien kann, wenn diese Lage schmerzhaft wird. Die gesunde Reaktion ist: Der Säugling schreit, es eilt jemand herbei, überprüft die Ursache des Weinens und hilft dem Kind. Jetzt liegt es wieder bequem. Und schon ist das Kind wieder zufrieden und ruhig.

Was ist in dieser Zeit mit dem Kind geschehen? Das Kind bemerkt eine für sein Gefühl unerträgliche Situation; und je jünger das Kind ist, desto schneller muss die Situation bereinigt werden, und umso einfacher ist es für das Kind, eine Lösung zu finden: Schmerz - Schmerzbefreiung, Hunger - Trinken usw. **Die verlangte Schnelligkeit der Lösung** ergibt sich daraus, dass das Kind den Misstand unmittelbar und schmerzhaft spürt, aber **noch nicht die Reife** hat, zu denken: „Ach, ich brauche keine Panik zu haben, meine Mutter rührt noch gerade die Milch an, sie wird gleich kommen!“ oder „Meine Mutter ist sicherlich wieder einkaufen und unterhält sich vielleicht noch mit einer Bekannten. Sie wird bestimmt in der nächsten halben Stunde wiederkommen!“

So ist es aber nicht. Wird das Problem des Neugeborenen nicht sofort gelöst, gibt es für das Neugeborene nur das Gefühl des Missstandes und dass dies Problem nicht gelöst ist. Es gibt nur entweder das Gefühl des Problems oder das der Lösung. Aus Mangel an Reife und Erfahrung existiert nichts dazwischen. Erst mit der Zeit lernt das Kind, dass ein Problem auch dann noch bereinigt werden kann, wenn es nicht gleich jetzt, in dieser Sekunde gelöst wird. So kann ein zweijähriges Kind zum Beispiel schon aus vielen positiven Erfahrungen heraus wissen, dass Mama und Papa morgens länger schlafen. Um 6:30 Uhr ruft es zwar einmal ganz kurz, denn man kann es ja ruhig mal versuchen, weiß dann aber, dass es nur zum

Beispiel bis 8:00 Uhr warten muss, (natürlich kennt das Kleinkind nicht die Uhrzeit, weiß aber inzwischen, wie lange es etwa warten muss), weil dann die Familie erfahrungsgemäß aufsteht. Es wird dann aus vielen positiven Erfahrungen heraus die Geduld aufbringen können, sich im Bett längere Zeit redend und zufrieden zu beschäftigen, um so auf die Eltern zu warten. Dies ist bei einem Neugeborenen undenkbar.

Zurück zu der unbequemen Ausgangslage, in der es normal ist, dass sich das Kind Abhilfe verschafft, indem es schreit. Es kommt jemand, versucht die Ursache für das Schreien herauszufinden und rettet das Kind aus der misslichen Lage. Neben der oben beschriebenen Tatsache, dass es sofort Hilfe bekam, hat es noch etwas anderes erlebt. Da das Baby noch nicht unterscheidet zwischen sich selbst und der Außenwelt, ist für das Baby alles es selbst. So wirkt die Tatsache, dass das Baby durch sein Schreien erreicht, dass jemand kommt und ihm hilft, ebenso, als würde das Baby sich selbst helfen. Es fühlt sich stark und kompetent. Es kann mit der Zeit ein gesundes Selbstvertrauen, ein gesundes Selbstbewusstsein und ein gesundes Selbstwertgefühl aufbauen. Es erlernt das Gefühl, in dieser Welt durch sein Eingreifen etwas bewirken zu können, es wird tatkräftig und der Welt gegenüber positiv, interessiert und zupackend gestimmt.

Das Neugeborene erlebt sich so lange nicht als hilflos - und dies zu keiner Zeit - bis ihm die **Hilfe von außen** aus welchen Gründen auch immer **versagt bleibt**. Da das Neugeborene immer auf sofortige Lösungen drängt, kann die rasche Hilfe sehr schnell ausbleiben. In wie vielen Situationen sind Eltern wirklich verhindert. Sie sind gerade im Badezimmer oder das Geschwisterkind ist soeben furchtbar gestürzt und muss versorgt werden. Dem Kind ist es in erster Instanz egal, was der auslösende Grund ist. Für das Baby bleibt das **Gefühl der Hilflosigkeit, der Ohnmacht**, das Problem könnte bis in alle Ewigkeiten anhalten. Soweit aber denkt das Neugeborene schon nicht mehr, denn es weiß nicht, dass es so etwas wie Zeit gibt. **Es fühlt nur eines, dass keine Hilfe den Tod bedeutet**. Das ist wieder aufgrund der mangelnden Erfahrung und der mangelnden Reife ein ganz einfaches Strickmuster. Es geht immer um Leben und Tod. Erst durch viele positive Erfahrungen kann das Kind Schattierungen ausbilden. Dies ist ein natürlicher Teil des Reifungsprozesses des Kindes.

Nun soll keine Mutter denken, dass ihr liebevoll aufgezogenes Kind frühtraumatisiert ist, weil sie es mal warten lässt, da andernfalls das Essen überkochen, der Postbote mit dem wichtigen Paket am Haus vorbeigehen würde oder weil der Brei einfach noch kalt ist. Dies ist das Leben und keine Frühtraumatisierung! Entscheidend wird bei der Frage der Frühtraumatisierung ein zweiter Punkt: **Welches Motiv der Eltern steht hinter der Verspätung, hinter der zu späten Versorgung des Kindes oder der Abwesenheit der Eltern?** (vgl. auch Grossmann und Grossmann, 2004)

Ein Kind kann in zweiter Instanz sehr wohl spüren, ob die Hilfe aus einem triftigen Grund ausbleibt, sie eigentlich kommen möchte und dann auch so schnell wie möglich, oder ob die Hilfe aus einer Laune heraus ausbleibt. Denken Sie bitte an eine etwas unstrukturierte leibliche Mutter, die immer von den Dingen des Alltags überrascht wird, weil sie vollkommen in den Tag hineintrödelt. Diese Mutter erschrickt immer, wenn das Neugeborene aus Hunger schreit, und plötzlich fällt ihr die noch nicht gerauchte Zigarette ein. Sie denkt sich: „Bevor ich jetzt so lange das Kind stille, muss ich noch ganz schnell eine Zigarette rauchen; danach nehme ich mir dann Zeit für das Kind."

Wieder in das Neugeborene geschlüpft, beginnen jetzt quälende drei bis fünf Minuten, bis die Mutter zu Ende geraucht hat. Das Kind weiß die ganze Zeit nicht, dass die Mutter bald kommen wird, dazu ist es noch zu jung. Es denkt nur: Hunger = Tod, satt = zufrieden. Kommt diese Situation öfter vor, **werden die Gefühle der Todesgefahr, der Todesangst und der übermächtigen Ohnmacht in das Kind eingemeißelt**. Diese Gefühle werden dieses Kind ein Leben lang begleiten.

Das Kind spürt instinktiv, welche Denkweise, welche Gefühlshaltung hinter der Handlung der leiblichen Mutter steckt. Sie erinnern sich: Keinen zweiten Menschen kennt man besser als die leibliche Mutter. Aber das Kind kann noch mehr, es kann sogar die Motive anderer außenstehender Menschen erfassen. **Es spürt instinktiv, was los ist, da ein Mensch seine Motive ausstrahlt**. Sie sind in der Art, wie die leibliche Mutter dann ins Zimmer des Neugeborenen kommt, wie sie auf das Kind zugeht, was sie sagt und wie sie es sagt, wie sie das Kind aus dem Bettchen heraushebt und mit welcher Haltung dann letztendlich der Hunger des Kindes gestillt wird.

Das Motiv der Mutter, warum sie ihre Hilfe zunächst oder ganz versagt, wird sehr entscheidend werden, wenn es um die **Auswirkungen des Gefühls der Todesgefahr und der Ohnmacht** für das spätere Leben des Kindes geht. „Weiß" das Kind um die Notwendigkeit des Fortbleibens, kann das Kind instinktiv besser damit umgehen, „weiß" das Kind hingegen instinktiv um die Sinnlosigkeit und die Eigensucht der leiblichen Mutter, ist die Gefahr der Spätschäden viel höher. Stellen Sie sich eine Mutter vor, die nach der Geburt ihrem leiblichen Kind nicht so helfen kann, wie sie es möchte, weil sie zum Beispiel einen Kaiserschnitt hatte und sich vor Schmerzen gar nicht bewegen, bzw. das Bett nicht verlassen kann. In der Regel brauchen die Krankenschwestern immer etwas länger, bis sie auf das Klingeln der Mutter reagieren können. Das heißt, die Hilfe für das Kind kommt immer etwas später, als die Mutter sie dem Kind instinktiv geben würde. Diese leibliche Mutter hat eine andere Wirkung auf ihr Kind, so klein es ist, als eine unüberlegte, etwas nachlässige Mutter, die nicht zur Verfügung steht, weil sie mal wieder „nur schnell einkaufen geht", ohne das Kind mitzunehmen. Andere unternehmen eine kürzere bzw. auch mal längere Kneipentour (vgl. auch Grossmann und Grossmann, 2004).

Ein Kind spürt sehr gut, aus welchem Motiv es allein gelassen wurde, ob aus rein grober Fahrlässigkeit oder aus einer Not heraus. Ein Neugeborenes oder ein Säugling, der aufgrund einer schweren Erkrankung auf einer Intensivstation mit auch eng begrenzten Besuchszeiten für Eltern verbleiben muss, spürt sehr wohl, dass die Eltern eigentlich gerne die ganze Zeit geblieben wären. Es fühlt in der Abwesenheit der Eltern weiterhin ihre Anwesenheit.

Natürlich wäre es viel besser für die Entwicklung des Kindes, man würde solche Regeln lockern und ein ständiges Verbleiben der Eltern auf der Intensivstation ermöglichen. Es gibt aber leider heute immer noch Situationen, in denen es gar nicht anders geht, als sich von seinem Kind zu trennen. Es wäre eine Vision für die Zukunft, dass sich keine leibliche, fürsorgende Mutter von ihrem Kind vor der Zeit trennen muss, in der das Kind ganz natürlicherweise reif wird für solche Trennungen. Vom Kind aus gesehen, sollte kein Kind gezwungen werden, seine leibliche, fürsorgende Mutter auch nur für kurze Zeit verlassen zu müssen, bevor es die nötige individuelle Reife entwickelt hat.

Zurück zu dem Unterschied, den das Kind bei kurzfristigen - nicht endgültigen - Trennungen spürt. Eine fürsorgliche, leibliche Mutter wird nach der Trennung ganz anders zu ihrem Kind zurückkehren als eine leibliche Mutter, die vielleicht ihr eigenes Leben kaum geregelt bekommt, geschweige denn die verantwortungsvolle und kraftintensive Fürsorge für ein Kind aufbringt. Eine fürsorgliche Mutter wird sich auch ganz anders um eine Fremdbetreuung kümmern als eine leibliche Mutter, die sich, aufgrund ihrer eigenen Geschichte, selbst am nächsten ist.

Die Suche nach einer Fremdbetreuung kann sehr, sehr sorgfältig geschehen und alle möglichen Aspekte für eine möglichst gesunde Entwicklung mit einbeziehen. Oder die Suche nach einer Fremdbetreuung kann lieblos vor sich gehen, wie nebenbei oder manchmal sogar auch ganz unterbleiben. Dann bleiben die Kinder sich selbst überlassen. Was ab einem bestimmten Alter kein Problem mehr ist, kann sich bei alleingelassenen Kindern im Neugeborenenalter, Säuglingsalter, Kleinkindalter, Kindergartenalter und oft genug noch im Schulalter als verheerendes Desaster herausstellen.

Leise seelische Verletzungen, die zur leisen Frühtraumatisierung werden können, sind aber nicht nur kleinere und größere Zeitabschnitte, in denen das Kind in seiner Hilflosigkeit und Ohnmacht keine Hilfe bekommt, sondern sind auch in der Summe der vielen kleinen und großen seelischen Verletzungen zu finden, die Kinder erleben müssen. Sie werden beschimpft, angeschrieen, geschubst, nicht ernst genommen, lächerlich gemacht und vieles andere mehr, was ihr Selbstbild, Selbstwertgefühl und Selbstbewusstsein prägt und ihnen ein übermächtiges Gefühl der Ohnmacht geben kann.

An dieser Stelle möchte ich betonen, dass solche stillen seelischen Verletzungen auch in besten Familien vorkommen können, bei denen man nie auch nur annähernd auf die Idee kommen würde, die Kinder aus der Familie zu nehmen. Nicht dies ist mein Anliegen, wenn ich diese Einfügung mache, sondern dass eine stärkere Sensibilisierung für die vielen kleinen Verletzungen der Kinderseelen erfolgt, die so häufig nicht beachtet werden. Man muss sich nur eine Zeit lang auf einen Spielplatz stellen, um schon schreckliche Szenen mitzubekommen. Ich würde mir wünschen, dass man mehr Achtung und Respekt auch schon vor den kleinen Kindern entwickelte und mit einem viel höheren Maß an Feinfühligkeit an alle Kinder herantreten würde.

Zurück zum Leiden der kleinen Kinder, hervorgerufen durch ihre anfängliche absolute Hilflosigkeit. Das gleiche Drama, das sich abspielt, wenn ein kleines Kind seine leibliche Mutter verliert, kann sich täglich, sogar mehrmals in kleinen bis kleinsten Handlungen frühtraumatisierend in das Neugeborene, später in den Säugling, in das Kleinkind und dann in das Kindergartenkind eingravieren. Immer gilt die Regel: Je jünger, desto hilfloser. Dies sind **die stillen Trennungen auf Raten**, wobei auf die Dauer das gleiche passiert wie in dem Trennungskapitel beschrieben, nur still und unbemerkt, aber nicht weniger schädigend für das kleine Kind.

Was aber ist bei den **stillen Trennungen auf Raten**? Wie ergeht es einem Kind einer leiblichen Mutter, die einfach nicht die ihr von der Natur übertragenen Aufgaben erfüllt, dem Kind Wärme, Nahrung, Versorgung, Sicherheit und Fürsorge zu geben, und die später nicht in der Lage ist, eine sinnerfüllte Erziehung zu bieten, die das Kind stark macht für das spätere Leben? Was ist mit den Kindern der leiblichen Mütter, die, aus welchen Gründen auch immer, die unsichtbaren Bänder, die gemeinsame Lebens- und Gefühlshülle bis aufs Äußerste strapazieren? Was ist mit den Kindern, bei denen dieses unsichtbare Band schon lange vor einer endgültigen Trennung durch die leibliche Mutter fast oder bereits vollkommen zerstört wurde?

Was ist damit gemeint?

Um ein Kind gesund groß zu ziehen, braucht man als leibliche Mutter, aber auch allgemein als Versorgungsperson eines Kindes, eine **genügend große Feinfühligkeit. Grobe Abweichungen** von einer **idealen Feinfühligkeit** können sich wie eine **stille Trennung auf Raten** auswirken und schließlich die gleichen verheerenden Auswirkungen wie eine endgültige Trennung von leiblicher Mutter und Kind zur Folge haben. Deswegen der Ausdruck „grobe Abweichungen", weil nicht jede kleine Unregelmäßigkeit schwere Folgen hat. Die Natur hat hier ein zuverlässiges Polster geschaffen, in dessen Rahmen kleinere Fehler verziehen werden können, sofern sie nicht systematisch oder in schlechter Absicht geschehen.

Kann die leibliche Mutter oder eine andere Versorgungsperson des Kindes, dessen Bedürfnisse nicht feinfühlig genug erkennen, dann **verhungert es körperlich**

und seelisch. Das ist auch noch so, wenn die Kinder schon älter sind. Neben der Notwendigkeit zu erkennen, wann ein Kind Hunger hat, Sehnsucht nach Nähe, Wärme und Liebe, bei älteren Kindern das Gefühl für notwendige Strukturen und Konsequenzen, ist da auch noch die Pflicht, das Kind vor seelischer Verletzung von außen zu schützen, aber ihm auch nicht selbst seelische Verletzungen zuzufügen. Wie schnell sind tiefe Verletzungen vorhanden, wenn Erwachsene ein Kind lächerlich machen oder auch die Schwere eines Problems für das Kind nicht erkennen. Der eben beim Staubsaugen umgefallene Turm ist vielleicht für den Erwachsenen im Moment nicht so entscheidend, für das Kind kann es ein kleiner Untergang sein, denn an dem Turm hatte es lange und mühsam gearbeitet und seine ganze kindliche Phantasie dort hineingelegt. Das Problem entsteht nicht dadurch, dass der Turm durch die Schuld des Erwachsenen umfiel, das kann jedem einmal passieren. Schlimm wird es erst dann, wenn der Erwachsene den Schmerz des Kindes über den Verlust des Turmes nicht erkennt, ihn übergeht, ignoriert und mit dem Kind zusammen keine Lösungen findet. Der Erwachsene könnte sich zum Beispiel dem Kind zuwenden, es in den Arm nehmen, sich entschuldigen und den Turm mit dem Kind gemeinsam wieder aufbauen. Dann hat man das Kind ernst genommen und ihm gleichzeitig gezeigt, dass es für viele Probleme auch eine Lösung gibt. Auf der anderen Seite besteht die Kunst der Erziehung darin, in einem solchen Beispiel wie mit dem Turm das richtige Maß zu finden. Ein Zuviel an Beachtung könnte auch eine gewisse Form von Hysterie beim Kind erzeugen.

Das Kind kommt auf die Welt und erwartet, dass seine Eltern es mit der größtmöglichen Feinfühligkeit begleiten, erziehen und schützen. Die kleinen Kinder sehen aus ihrer Sicht die Erwachsenen als großartige, ganz unfehlbare Menschen an, ja für diese Kinder sind sie fast Göttern gleich. Aus Sicht des Kindes machen sie alles richtig. Und jedes Mal, wenn der Erwachsene dieser Erwartung des Kindes der Unfehlbarkeit aus Sicht des Kindes nicht entspricht, ist das Kind ein Stück verletzt und enttäuscht. Wieder ist die Sicht des Kindes entscheidend. Besonders schlimm wird dies, wenn Erwachsene eigene Regeln, die sie aufstellen, nicht einhalten.

Gleiches gilt für den Schutz, den die umgebenden Erwachsenen dem Kind bieten sollen. Das Kind erwartet diesen Schutz. Umso größer ist die entsetzliche Verletzung, wenn gerade dieser Mensch, der einen schützen sollte, das Kind verletzt. Wo soll es dann noch Schutz finden? Wieder breitet sich eine verheerende Angst und Ohnmacht aus. Je schlimmer die Verletzung und je mehr sie in Richtung Missbrauch, Misshandlung und schwere Verwahrlosung geht, desto übermächtiger wird die Ohnmacht, und aus der Angst wird wieder Todesangst.

Letztendlich erwartet das Kind auch Erziehung. Ein Kind braucht Erziehung, damit es Halt bekommt und eine starke Persönlichkeit ausbilden kann. Leider mangelt es heute im Allgemeinen an Mut und Instinkt zur Erziehung in unserer Gesellschaft.

Aber zurück zu den frühtraumatisierten Kindern. Grobe Abweichungen von dem Ideal, das in der Schwangerschaft noch perfekt funktionierte, solange alles körperlich gesund vonstatten ging, sind eine kleinste, kleine oder auch schon größere „Trennung" im Sinne von Abweichung von dem, was von der Natur für die gesunde Entwicklung vorgesehen ist. Es sind Trennungen bzw. grobe Abweichungen von der stets zuverlässigen Anwesenheit der leiblichen Mutter während der Schwangerschaft, von der stetigen Ernährung, der immer gespendeten Wärme und dem sicheren Schutz durch die leibliche Mutter jener Zeit. Eine grobe Abweichung ist eine kleine bis große Trennung für das Kind, aus Sicht des Kindes ein „böses Erwachen" oder „Erschrecken".

Eine leibliche Mutter, die nicht zuverlässig immer anwesend und für das Kind da ist, wenn es sie braucht, diese Situation ist aus Sicht des Kindes ein kleiner Tod. Eine leibliche Mutter, die das Kind nicht regelmäßig ernährt, die es nicht wärmt, liebt, trägt und durch durch gutes Zureden beruhigt, dies ist für das kleine Kind gleichbedeutend mit Tod.

Damit sind nicht die vielen alleinerziehenden Mütter gemeint, die natürlich gezwungen sind, tagtäglich eine Versorgung durch fremde Personen zu gewährleisten, weil sonst die Familie verhungern würde. Aber auch schon die liebevolle Suche nach einer guten Versorgung ist eine Form von mütterlicher Fürsorge, die das Kind mitbekommt. Weiterhin spürt das Kind, wenn die Mutter es liebt, vermisst und gedanklich tagsüber begleitet, auch wenn sie körperlich abwesend sein muss.

Ebenfalls nicht gemeint sind jene Familien, die wohlüberlegt entscheiden, dass sich der leibliche Vater anstelle der Mutter um die Kinder kümmert und statt seiner die Mutter arbeiten geht.

Der Vater steht von Natur aus an zweiter Stelle (vgl. auch Suess, Grossmann, Sroufe, 1992; Brisch, 2004). Er ist aber idealerweise durch seine Anwesenheit während der Schwangerschaft in Form von Stimme und Stimmungen bereits vor der Geburt ein kleiner Teil des Kindes und wird dies erst recht, wenn er auch nach der Geburt noch zuverlässig anwesend ist. So ist es für ein Kind eine sehr natürliche Sache, dass der leibliche Vater das Kind bei Abwesenheit der Mutter betreut. Aber auch hier ist die Motivation der Abwesenheit der leiblichen Mutter sehr wichtig. Warum ist sie verschwunden? Geht es um Karrieresucht oder kann sie das Überleben der Familie durch ihr höheres Gehalt besser sichern? Wie lange ist sie weg? Kommt sie sofort nach der notwendigen Arbeitszeit wieder oder vermeidet sie es, nach Hause zu kommen? Wie gegenwärtig ist die Mutter während ihrer Anwesenheit?

Übersteigen die Erlebnisse des Kindes in der Ursprungsfamilie aus seiner Sicht das, was es verarbeiten und einordnen kann, so werden die Erlebnisse der kleineren, scheinbar unbedeutenden Situationen, aber auch die massiven Eingriffe in das Leben des Kindes größer als es selbst. Dann erlebt das kleine Kind in der Ursprungsfamilie eine oder mehrere, kleine oder auch große Frühtraumatisierungen.

c. Traumata in den Zwischenstationen

Nun ist das Kind, aus welchen Gründen auch immer, aus der Ursprungsfamilie herausgenommen und von der leiblichen Mutter getrennt. Ist jetzt alles gut?

In vielen Fällen leider nicht, denn häufig vergeht noch viel Zeit, manchmal Jahre, bis das Kind in seine endgültige Pflege- oder Adoptivfamilie kommt. Alle Stationen, die zwischen der Trennung von der leiblichen Mutter und der Trennung von der Ursprungsfamilie bis zur Ankunft bei der endgültigen Pflege- oder Adoptivfamilie liegen, nennt man **Zwischenstationen**.

Als **Zwischenstationen** im Leben eines späteren Pflege- oder Adoptivkindes findet man

- Krankenhäuser
- Acht-Wochenpflegestellen
- Bereitschaftspflegestellen oder auch Kurzzeitpflegestellen
- Heime und
- verschiedene andere Pflegefamilien, bis ein Kind in seine endgültige Pflege- oder Adoptivfamilie kommt

Warum kommt ein frühtraumatisiertes Kind nach all seinen fürchterlichen Erfahrungen nicht direkt in den schützenden Hafen der endgültigen Pflege- oder Adoptivfamilie? Nach allem, was wir bisher gelernt haben, wäre dies aus Sicht des Kindes das Beste. Aber heute gibt es leider noch sehr häufig mehr oder weniger berechtigte Gründe, die eine Zwischenstation vor der endgültigen Pflege- und Adoptivfamilie nötig machen. Es sollte aber aus Sicht des Kindes, wie Sie gleich sehen werden, eine **Vision für die Zukunft** sein, dass es für diese frühtraumatisierten Kinder **bald keine Zwischenstationen mehr gibt**, sondern sie gleich in ihre endgültige Pflege- oder Adoptivfamilie dürfen und auch dort verbleiben.

Krankenhaus

Eine häufige Zwischenstation ist das Krankenhaus. Hier gibt es verschiedene mögliche Varianten:

1. Das Kind wird gleich nach der Geburt im Krankenhaus von der Mutter getrennt
2. Krankenhausaufenthalt aus medizinischen, gesundheitlichen Gründen
3. Das Krankenhaus als Ort der Abgabe nach einer Weile Aufenthalt in der Ursprungsfamilie

Zu 1.) Das Kind wird gleich nach der Geburt im Krankenhaus von der Mutter getrennt:

Wird das Kind unmittelbar nach der Geburt im Krankenhaus von der leiblichen Mutter getrennt, spricht eigentlich nichts dagegen, dass ein vollständig gesundes Neugeborenes, wie bei jeder anderen ambulanten Geburt auch, sofort nach der Geburt von den endgültigen Pflege- oder Adoptiveltern abgeholt und mit nach Hause genommen wird. Voraussetzung ist natürlich, dass die endgültigen Pflege- oder Adoptiveltern zu Hause eine Hebamme haben, die sie die ersten paar Wochen ein Stück des Weges begleitet wie bei jeder anderen Familie auch, und dass sie die Vorsorgeuntersuchungen einhalten, um die gesundheitliche Sicherheit des Kindes zu gewährleisten.

Warum geschieht dies nicht? Es kann sein, dass noch gar nicht geklärt ist, wo das Kind überhaupt hin soll, oder dass die Formalitäten noch nicht erledigt sind. Es kann aber auch sein, dass niemand das rechtliche Risiko eingehen will, dass eventuell eine Krankheit des Kindes übersehen wird und das Kind daher zur Beobachtung für ein paar Tage im Krankenhaus verbleiben soll.

Hier sollten die umgebenden Erwachsenen mehr Courage aufbringen, denn was passiert realistisch aus medizinischer Sicht im Krankenhaus? Die erste Vorsorgeuntersuchung erfolgt unmittelbar nach der Geburt, die zweite nach ein bis zwei Tagen. Ansonsten „wartet" das Kind und wird beobachtet. Diese Aufgabe könnten auch die neuen Pflege- oder Adoptiveltern mit Unterstützung einer erfahrenen Hebamme an ihrer Seite übernehmen. Alle pflegerischen Tipps kann die Hebamme ohne weiteres zu Hause geben, sie wird weiterhin die kleinsten Anzeichen einer zu behandelnden Gelbsucht oder sonstiger Erkrankungen erkennen und die Eltern mit dem Kind zum Arzt schicken, wenn dies notwendig erscheint. Schließlich können die Eltern den zweiten Vorsorgetermin auch von zu Hause aus bei ihrem Hausarzt durchführen lassen. Also warum sollte ein gesundes Neugeborenes zur Beobachtung eine Zeit lang im Krankenhaus verweilen?

Wichtig für den medizinischen Laien ist dabei zu wissen, dass viele schwere Erkrankungen und sogar solche, die man ohne Behandlung nicht lange überleben kann, im Krankenhaus oder auch bei den Vorsorgeuntersuchungen gar nicht erkannt werden können, weil die Neugeborenen vielleicht nach außen hin gesund wirken. Da kann ein Kind wochenlang „gesund" im Krankenhaus zur Beobachtung liegen und kein Arzt der Welt könnte Verdacht schöpfen, weil es keine Anzeichen einer Krankheit gibt. Erst wenn das Neugeborene dann bestimmte Symptome zeigt, wird man gezielt nach speziellen, manchmal sehr seltenen Krankheiten suchen.

Aber was bedeuten die paar Tage der Beobachtung für das Kind? Sie haben erfahren, dass das Kind sein ganzes bisheriges Universum durch die Trennung von der leiblichen Mutter verloren hat, dass eine ganze Hälfte von ihm weggerissen wurde und große, klaffende, schmerzende Wunden hinterlassen hat.

- Wo ist die vertraute Stimme?
- Wo die vertraute Stimmung?
- Wo das gewohnte Wiegen durch die Bewegungen der leiblichen Mutter?
- Wo sind die typischen Reaktionen der leiblichen Mutter?
- Wo ist alles, was einen bisher umgab?

Versetzen wir uns noch einmal in diese dramatisch verlaufende Reaktion des Neugeborenen, das keinerlei Mittel hat, die Ereignisse richtig zu verarbeiten und einzuordnen, das einfach nur überschwemmt wird von nackter Existenzangst, dem die Lebenskräfte schwinden und dem seine alte Gefühlssicherheit durch seine leibliche Mutter fehlt. Dieses Neugeborene bleibt nun zur Beobachtung im Krankenhaus, und dies ist aus Kindersicht gesehen eines der schlimmsten Dinge, das ihm emotional und von seinen Lebenskräften her passieren kann, denn im Krankenhaus hat das Neugeborene keine feste Bezugsperson und schon gar keine Ruhe.

Im Krankenhaus herrscht immer ein Schichtbetrieb. Aber nicht nur dies, das Personal hat zudem einen Anspruch auf Freizeit, freie Tage und Urlaub, Auszeit wegen Krankheit, Mutterschutz und Erziehungsurlaub. So gibt es Vertretungen oder auch Personal, das nach seinen freien Stunden zu Hause, aus dem freien Tag oder aus dem Urlaub wieder kommt, Personal, das sich wieder gesund zur Arbeit zurückmeldet und Personal, das aus dem Mutterschutz bzw. aus dem Erziehungsurlaub zurückkehrt. Wenn das Kind Glück hat, erlebt es minimal drei Bezugspersonen am Tag, dies ist aber eher unwahrscheinlich, denn häufig ist man mindestens zu zweit im Dienst, und es ist ein ständiges Kommen und Gehen. Wer schon mal im Krankenhaus gelegen hat, der weiß, wie das ist. Erst kommt die Visite, dann die Putzfrau, dann kommt ein Arzt, der noch mal was nachschauen muss, zu den Mahlzeiten kommt wieder ein anderer mit dem Essen und schließlich verabreicht noch jemand anders die Medikamente. Egal, was für eine Situation die Neugeborenen auf Station vorfinden: Es sind viele Menschen und viele Eindrücke, auch wenn es nur ein paar Tage sind. Es ist nicht die Ruhe, die Fürsorge, die Liebe, die Geborgenheit, die dieses seelisch wunde und verletzte Kind nun braucht.

Stellen Sie sich bitte vor, Sie sind dieses kleine hilflose Baby und fallen gerade in dieses bodenlose tiefe schwarze Loch, stehen vor dem großen Nichts, weil Ihnen alles genommen wurde. Sie sind von Angst überschwemmt und fühlen sich hilflos. Und nun wendet sich Ihnen jemand freundlich zu, was sie nur zu gerne annehmen. Sie versuchen, neue Sicherheit zu entwickeln, indem Sie den Geruch des Menschen einatmen, die Bewegungen des Menschen registrieren, sich seine Stimme anhören, seine ganze Art in sich aufsaugen. Das Kind tut etwas, dass eigentlich der Situation widerspricht, denn es ist durch die Trennung tief enttäuscht und verletzt worden. Es lässt sich erneut auf eine neue Person ein. Doch beim nächsten Mal erscheint eine andere Person, mit einem neuen Geruch, einer neuen Art sich zu bewegen, einer neuen Stimme, einer anderen Art zu wickeln und die Flasche zu geben. Kurzum, dieser Mensch umgibt das Kind mit einer ganz neuen Atmosphäre (vgl. auch Lehmkuhl und Oelsner, 2005).

So wird es in eine unglaubliche Verwirrung gestürzt. Wie soll es sich je wieder orientieren? Wie viel kann ein Kind aushalten? Hinzu kommt die Unreife des Neugeborenen. Es muss jetzt nicht nur den Schmerz über die Trennung verkraften und diese ganzen neuen Eindrücke der Menschen, sondern das Neugeborene muss sich ja wie jedes andere Neugeborene überhaupt erst einmal auf dieser Welt zurechtfinden. Alles ist neu: das Atmen, das Saugen, das Trinken, die Schwerkraft, die Kälte, die Helligkeit, die Kleidung, die Windeln, die Ausscheidungen in den Windeln, das Windelwechseln, die Raumorientierung.

- Wie soll ein Neugeborenes mit seinen bescheidenen Mitteln all das verarbeiten und verkraften, ohne verrückt zu werden?
- Müssen wir uns wundern, dass diese Kinder später Schwierigkeiten haben?

Zu 2.) Krankenhausaufenthalt aus medizinischen, gesundheitlichen Gründen

Manchmal lässt sich ein Krankenhausaufenthalt bei einem Neugeborenen nicht vermeiden, weil es wirklich schwer krank ist. Was sich aber vermeiden lässt ist, dass das Kind alleine ohne eine feste neue endgültige Bezugsperson im Krankenhaus ist. Wenn die neuen Pflege- und Adoptiveltern schon feststehen, sollte man versuchen, dass sie, wie dies bei leiblichen Kindern üblich ist, Tag und Nacht zu ihrem neuen Pflege- oder Adoptivkind können.

Aber häufig läuft es anders, wie zum Beispiel im Fall des herzkranken Neugeborenen **SASCHA**, der sofort nach der Geburt operiert werden muss. Er soll zur Adoption freigegeben werden, das steht schon fest, auch die Adoptiveltern sind schon bestimmt, aber sie dürfen nicht hin zu ihrem zukünftigen Adoptivsohn, weil die leibliche Mutter sich nicht entscheiden kann. Die Adoption ist ihre Idee gewesen. Immer wieder wird sie unsicher, ob sie sich richtig entschieden hat, oder ob sie ihren Sohn nicht doch lieber behalten soll. Die Fakten sprechen eindeutig gegen sie, denn in den zehn Wochen Krankenhausaufenthalt besucht sie ihren Sohn viermal, jedes Mal weniger als eine Stunde. Das sind für Sascha von 1680 möglichen Stunden zusammen mit einer festen Bezugsperson, vielleicht sogar mit der leiblichen Mutter, 1676 Stunden allein ohne die leibliche Mutter und 1676 Stunden ohne die Sicherheit und Geborgenheit einer neuen festen Bezugsperson.

Sicherlich, die leibliche Mutter hat das Recht, sich bis acht Wochen nach Geburt Zeit zu lassen mit ihrer endgültigen Entscheidung, was ja auch gar kein Problem ist und ihr auch wirklich zusteht, aber warum muss das Kind darunter leiden? Warum dürfen die schon ausgesuchten und feststehenden Adoptiveltern nicht gleich nach der Geburt zu ihrem zukünftigen Adoptivsohn? Warum dürfen sie ihn nicht in diesen für jeden sichtbar schweren Stunden vor der Operation und nach der Operation begleiten? Warum muss Sascha zehn Wochen vollkommen unnötig allein sein? Man kann doch ohne weiteres die Adoptiveltern schon zu dem Kind lassen, wobei man sie natürlich vorher darüber informieren muss, dass sie dieses Kind vielleicht nur acht Wochen begleiten, falls sich die leibliche Mutter noch im letztem Augenblick umentscheidet. Aber Sascha könnte in der Zwischenzeit feste und es liebende, wärmende, umhüllende Bezugspersonen haben.

Was geschieht stattdessen äußerlich? Was spielt sich in Sascha ab? Äußerlich ist es eine sehr helle und freundlich eingerichtete Station, in der allein die Räume schon viel Wärme ausstrahlen. Das Personal ist ebenfalls liebenswürdig, fachkompetent und um seine Patienten und deren Eltern sehr bemüht. Aber es ist natürlich eine Intensivstation, in welcher tagein, tagaus die Apparate piepsen, es ständig irgendwo Alarm gibt, wo auch gelegentlich große Hektik wegen eines Notfalls herrscht und alles Personal für eine Zeit lang abgezogen ist. Trotz allem sind die Bedingungen für ein Krankenhaus ideal, denn durch die Tatsache, dass es eine Herz-Intensivstation ist, gibt es jeweils eine Schwester, die fest einem Zimmer mit zwei Kindern zugeteilt ist, aber der Wechsel des Personals ist dennoch enorm. Wie schon oben beschrieben, geht es über die zehn Wochen zu wie im Taubenschlag: Jeden Tag drei Schichten, mindestens einmal am Tag wieder ein komplett neues Gesicht. Selbst einem Erwachsenen fällt der Überblick schwer. Sich schon allein alle Namen und Gesichter zu merken ist eine Leistung. Jede Schwester bringt eine neue Atmosphäre in das Zimmer: einmal ist es warm und kuschelig, einmal im gleichen Zimmer kalt und abweisend. Die eine Schwester schaltet immer das große Licht ein und hört Radio, die andere bevorzugt gedämpftes Licht und nimmt sich viel Zeit und Ruhe zur intensiven Begegnung. Alle geben sich die größte Mühe mit diesem herzkranken zukünftigen Adoptivkind, aber trotz aller liebevollen Anstrengungen gibt es so viele unzählige Momente, in denen Sascha nur leer und hüllenlos in seinem Bettchen liegt und im wahrsten Sinne des Wortes „**mutterseelenallein**" wartet. Dann ist atmosphärisch alles wie leblos und tot um dieses Bettchen herum.

Was geschieht in diesem Jungen? Was für Ängste muss er ausstehen? Alles ist neu: Die ganze irdische Welt mit all ihren Eigenarten und Gesetzmäßigkeiten, die Mutter fehlt, warum auch immer, alles Gewohnte ist nicht mehr vorhanden, Sascha muss sich unendlich verlassen und geängstigt fühlen. Hinzu kommen viele körperlich schmerzhafte Prozeduren vor der Operation, die man nicht vermeiden kann, aber auch Sascha nicht verständlich machen kann. Nadeln hier, Nadeln dort, keine wirkliche Ruhe, eine Untersuchung hier, eine dort, Schichtwechsel, wieder neue Menschen, Sascha weiß gar nicht, wie ihm geschieht, wo er ist und warum alles so geschieht, wie es geschieht. Er lernt, dass die Welt aus reinem Chaos besteht. Dann die Operation, die er nicht mitbekommt aufgrund der Narkose und der Vormedikation. Aber die Schmerzen, die wir alle nach einer Operation trotz Schmerzmitteln haben, die empfindet auch der kleine Sascha und natürlich eine Fixierung, damit er sich nach der Operation nicht die vielen Schläuche unversehens herauszieht.

Nach der Operation wieder viele Nadeln, absaugen, Schlauchwechsel und viele Untersuchungen. Dazu immer wieder neue Menschen: Ärzte, Schwestern, Putzfrauen, Röntgenfrauen, jeder reagiert anders, riecht anders, jeder hat eine andere Art, das Kind anzusprechen, mit ihm umzugehen und eine andere Abfolge bei der Pflege. Wenn Sascha Glück hat, kann er sich an den Mahlzeiten im Sinne von Zeitpunkten und an hell/dunkel orientieren, sowie an jeden Tag regelmäßig wiederkehrenden Begebenheiten, aber sonst? Ständig etwas anderes, dazu seelischer Schmerz durch die Trennung und das Alleinsein sowie körperlicher Schmerz durch die Operation, und all dies ohne eine feste Bezugsperson (vgl. auch Folgen in Biermann, 1979).

Lange schon ist Sascha genesen und könnte mit den Eltern längst auf die Normalstation wechseln und später wahrscheinlich auch schon nach Hause gehen. Seit langem hat er keine Schläuche mehr, keine Schmerzmittel, so dass nichts gegen eine Verlegung bzw. Entlassung spricht. Aber zunächst sind die acht Wochen noch nicht verstrichen, in denen sich die leibliche Mutter entscheiden kann, ihr Kind doch zu behalten, und schließlich müssen in den beiden letzten Wochen noch die Formalitäten erledigt werden. So bleibt Sascha auf der Intensivstation, da er dort zumindest besser und intensiver betreut werden kann. Acht Wochen verbringt Sascha vollkommen unnötig auf dieser Herzintensivstation, obwohl er bereits nach zwei Wochen mit seinen neuen Eltern auf die Normalstation hätte verlegt werden können.

Zu 3.) Das Krankenhaus als Ort der Abgabe bzw. Trennung nach einer Weile Aufenthalt in der Ursprungsfamilie

Viele Kinder werden im Krankenhaus abgegeben, weil die leibliche Mutter nach längerer Zeit der Betreuung zu Hause sieht, dass sie überfordert ist mit der Aufgabe, einen Säugling zu versorgen oder ein Kleinkind zu erziehen. Bei anderen Kindern kommen im Zuge von Untersuchungen Missstände ans Licht, in deren Folge das Kind aus der leiblichen Familie herausgenommen wird. Das kann eine schlechte Versorgung sein, Spuren von Misshandlungen wie zum Beispiel ein Schütteltrauma, bei dem Säuglinge so lange geschüttelt werden, bis sie Hirnblutungen entwickeln. Leibliche Eltern benutzen in diesem Zusammenhang oft die Ausrede, ihr Kind sei von der Wickelkommode gefallen. Die Folgen können soweit gehen, dass das Kind für sein Leben schwer geistig und / oder körperlich behindert ist. Manchmal werden auch Spuren eines Missbrauchs aufgedeckt.

Da das Kind zu diesem Zeitpunkt sowieso im Krankenhaus zur Behandlung ist, ist nun das Krankenhaus eine Zwischenstation. Bedenken Sie dies immer, wenn Sie solche Kinder beobachten und versuchen, sich in das Kind hineinzuversetzen. Der äußere Schein trügt häufig massiv, denn die **Kindheitskräfte**, die mit ihrer Positivität alles überlagern können, was dem Kind zustößt, wiegen uns oft in dem Glauben, dass das Kind alles unbeschadet überstanden hat. Ob das wirklich so ist, wird man erst im Laufe der Zeit erfahren, vielleicht aber auch erst in der Pubertät sehen oder vielleicht auch nie, da das Kind das Problem später lediglich in sich trägt und nur selbst darunter leidet, ohne es in Worte fassen zu können oder äußerlich aufzufallen.

Acht-Wochenpflege

Die Acht-Wochenpflege betrifft nur die Adoptivkinder. Hierbei geht es um die Zeit, die vom Gesetz her vorgeschrieben ist, in der sich eine leibliche Mutter, die sich fest zur Adoption entschlossen hatte, wieder anders entscheiden und das Kind dann doch behalten darf. In dieser Wartezeit kommen viele zukünftige Adoptivkinder in eine Acht-Wochenpflege. Im Anschluss gelangt das Kind dann in seine endgültige Adoptivfamilie, sofern diese schon feststeht und die Formalitäten bis dahin erledigt sind.

Natürlich wäre es das Beste, das Neugeborene käme gleich in seine neue Adoptivfamilie. Aber versetzen wir uns in die Lage des Kindes, wenn dies nicht geschieht, sondern die Acht-Wochenpflege woanders stattfindet. Hier wäre es dann wiederum ein Glück, wenn das Baby nur an **eine** Bezugsperson geriete, an eine vorübergehenden Pflegemutter, bei der es die Zeit bis zur Übergabe in die Adoptivfamilie verbleiben darf. Aber wenn es Pech hat, findet diese Acht-Wochenpflege wie oben beschrieben im Krankenhaus oder im Heim statt. Das Heim unterscheidet sich an verwirrenden Faktoren für das Kind nicht wesentlich von einem Krankenhaus. Sicherlich, im Heim geht es ruhiger zu. Es gibt keine Ärzte, die ständig Untersuchungen durchführen, es gibt keine Visiten, keine Apparate, die piepsen, keine Besucherströme. Vergleichbar ist der Schichtbetrieb, der ähnlichen Gesetzmäßigkeiten unterworfen ist, wie der Schichtbetrieb im Krankenhaus, nur dass es im Heim weit weniger Personal gibt.

Dies ist natürlich ein Vorteil, aber man muss bedenken, dass gleichzeitig mehr Kinder zu versorgen sind, von denen ebenfalls viele frühtraumatisiert und oft hochauffällig sind. Die Erzieherin ist dadurch so gefordert, dass sie die Bedürfnisse eines Säuglings häufig nicht so erfüllen kann, wie es sein sollte. Auch ist die Unruhe größer als in einer Familie.

Was passiert jetzt wieder mit dem Kind? Für die Situation im Heim haben wir dieses schon am Beispiel Krankenhaus durchgespielt. Die Rahmenbedingungen bei einer achtwöchigen Pflegemutter sind zunächst einmal die optimalsten, die man sich im Falle einer Fremdpflege vorstellen kann. So optimal, wie sie für diese fürchterliche Ausgangssituation nur sein können. Das Kind bekommt eine zuverlässige, ständige, neue Bezugsperson, die sich rührend um dieses kleine Neugeborene kümmert. Trotz aller innerer seelischer Schmerzen und aller Verwirrung in diesem kleinen Seelenleben des Neugeborenen lässt es sich wieder auf eine neue Beziehung ein, was ein kleines Wunder ist. Es gewöhnt sich an den neuen Geruch, die ungewohnte Stimme, die neuen Bewegungen und an alles Neue in dieser Welt.

Dann plötzlich, für das Kind vollkommen unerklärlich, wiederholt sich die Trennung von der jetzt wieder engsten Bezugsperson. Nach einer langen Zeit in seinem Leben, denn acht Wochen sind eine lange Zeit für ein Neugeborenes, ist diese neue Mutter wieder weg. Wo ist der gewohnte Geruch? Wo die gewohnte Stimme? Wo sind die gewohnten Bewegungen? Wo ist die Art und Weise dieser neuen Mutter? Wieder ist alles verschwunden und wird durch neue Begebenheiten ersetzt. Wie würden Sie nun an Stelle des Säuglings reagieren?

Man fragt sich, wie so ein kleines Wesen jemals wieder in seinem Leben Vertrauen fassen soll. Dann geschieht abermals das Unfassbare, und das Kind gewöhnt sich nochmals an den neuen Geruch, die neue Stimme, die neuen Bewegungen, an die neue Art und Weise der jetzt wiederum neuen Mutter, diesmal an die endgültige Adoptivmutter. Scheinbar übersteht das Kind diese Wechsel gut, aber vielleicht auch nur scheinbar (vgl. auch Newton et al, 2000).

Die Aussagen der letzten zwei und der beiden folgenden Absätze gelten selbstverständlich nicht nur für Kinder nach einer Acht-Wochenpflege, sondern ganz allgemein für alle Pflege- und Adoptivkinder, denen das Leben in frühester Kindheit sehr viel zumutete, wie zum Beispiel die oben beschriebenen Trennungen von der leiblichen Mutter, von der Bereitschaftspflege und dann erst die Übergabe an die endgültige Adoptivmutter. Dies ist nur ein Beispiel dafür, wie es vonstatten gehen kann; aber all diese Dinge, die man den kleinsten und kleinen Kindern zumutet, haben fast immer gravierende Folgen. Das gilt auch und erst recht für Rückführungen in die Ursprungsfamilie, die rechtlich gesehen nur bei Pflegekindern möglich sind.

Manche Kinder werden nach einem erneuten Wechsel krank, bekommen vielleicht Durchfall, Fieber, schreien viel, auch in den Nächten. Anderen Kindern merkt man zunächst nichts an. Später bemerkt man nur, wenn sie laufen können, dass sie vielleicht unruhig sind, keine Grenzen und Regeln einhalten, unvermittelt schreien, Spielsachen und andere Dinge zerstören, schlagen, treten, vielleicht „schwierige, anstrengende" Kinder werden, vielleicht sogar hochauffällig sind.

Diese Auffälligkeiten wachsen sich nicht einfach aus, wenn die Kinder älter werden, sondern die Schwierigkeiten verändern sich, verlagern sich. Später wirft das Kind dann vielleicht mit Ziegelsteinen nach Klassenkameraden und rennt bei kleinsten Problemen weg. Manche von ihnen sind schlecht in der Schule, können sich nicht konzentrieren, haben Lese- und Rechtschreibprobleme. Wieder später beginnen sie vielleicht ganz ihre Leistung zu verweigern, schwänzen die Schule, sind unverschämt zu ihren Pflege- oder Adoptiveltern und werden vielleicht vollkommen unerträglich. Viele von den frühtraumatisierten Kindern schaffen es spätestens in der Pubertät, ihre Pflege- und Adoptiveltern in ähnlich unerträgliche Situationen zu bringen, in denen man verrückt werden kann. Viele Pflege- und Adoptiveltern geben an dieser Stelle auf, und damit ist das Kind vielleicht endgültig verloren. Zumindest hat es dann erfahrungsgemäß nur noch wenige Chancen, aus dem **Teufelskreis aus Todesangst und Ohmacht** von selbst wieder herauszufinden.

Deswegen ist es wichtig, **die frühen Alarmzeichen nicht** zu **übersehen** und **gezielt die Wunden der Kinder** zu **heilen**, bevor sie ihre sehr zerstörerische Wirkung anrichten. **Alte Wunden heilen** und **damit präventiv arbeiten**, das ist **eine der wichtigsten Aufgaben** der Pflege- und Adoptiveltern und ihrer Begleiter.

Zurück zum Recht der leiblichen Mutter, sich bis zu acht Wochen nach der Geburt die Entscheidung zur Adoption noch einmal gründlich zu überlegen und vielleicht sogar das Kind zurückzunehmen. Dieses Recht finde ich sehr wichtig, denn schließlich handelt es sich um eine äußerst schwere, schicksalhafte Entscheidung, sowohl für die leibliche Mutter als auch für das Kind. Manchmal wäre sogar eine längere Frist notwendig für die abgebende Mutter, denn eine ehemals Schwangere benötigt manchmal auch länger als acht Wochen, um wieder ganz sie selbst zu werden und zu sich selbst zu kommen.

Während der Schwangerschaft ist man mit vielen Kräften von dem abgezogen, was einen sonst als Persönlichkeit ausmacht. Die eine Frau leidet unter ständiger Übelkeit, was sehr beeinträchtigend sein kann, die andere ist häufig müde, die nächste fühlt sich wie neu geboren, die übernächste hat sich selbst noch nie so kraftvoll erlebt. Man ist in den meisten Fällen einfach anders als sonst - man befindet sich als Schwangere und ehemals Schwangere in einer Ausnahmesituation.

Da die Entscheidung zur Adoption in diese veränderte Phase der Schwangerschaft fällt, muss man der leiblichen Mutter die Chance geben, sich zunächst zu regenerieren und wieder die alte Persönlichkeit zu bekommen, die zu werden, die sie vor der Schwangerschaft war.

Es ist also wichtig, dass die abgebende Mutter viel Zeit bekommt, um sich die Entscheidung zu überlegen. Aber was hat dies bitte mit dem Kind zu tun? Warum muss das Kind sozusagen „geparkt" werden und abwarten? Ein Argument könnte sein, dass es den zukünftigen Adoptiveltern nicht zuzumuten ist, sich erst an das Kind zu gewöhnen, sich zu freuen, um dann das Kind wieder hergeben zu müssen, das einem inzwischen vielleicht sehr ans Herz gewachsen ist. Aber was mutet man dafür dem Kind zu? Was die Erwachsenen nicht verkraften, das soll dann stattdessen das hilflose Kind verkraften?

Viel gesünder für das Neugeborene wäre eine direkte Übergabe des Kindes an die neuen endgültigen Pflege- oder Adoptiveltern aus dem Kreissaal heraus: keine Beobachtung im Krankenhaus, keine Acht-Wochenpflege bei einer vielleicht liebevollen, aber nur vorübergehenden Stelle und keine Warteschleifen wegen noch nicht durchgeführter Formalitäten oder wegen noch nicht gefundener Pflege- und Adoptiveltern.

Angesichts der vielen Bewerberpaare auf die Adoption oder die Inpflegenahme eines Säuglings, ist es nicht zu verstehen, warum ein Neugeborenes eine oder mehrere Zwischenstationen durchlaufen muss bis es in seine endgültige Adoptiv- oder Pflegefamilie kommt.

Lassen wir der abgebenden Mutter die Zeit, die sie braucht, um eine durchdachte Entscheidung zu fällen, aber lassen wir gleichzeitig das Kind gleich nach der Geburt zu seinen endgültigen Eltern gehen. Es kann natürlich sein, dass die leibliche Mutter das Kind zurückhaben möchte, aber eine Trennung von der vorübergehenden Pflege, wo auch immer sie stattfindet, würde das Kind sowieso erleiden, das kann man wieder einmal nicht verhindern, so tragisch es auch ist. Vermeiden kann man aber die zahlreichen Wechsel. So sollte die Acht-Wochenpflege grundsätzlich schon in der aufnehmenden Adoptivfamilie stattfinden, worauf die Adoptiveltern natürlich sorgfältig vorbereitet und gründlich begleitet werden müssen - gerade auch für den Fall, dass sie das Kind eventuell wieder abgeben müssen.

Bereitschaftspflege oder auch Kurzzeitpflege

Aus der Sicht des Kindes gesehen, ist Bereitschaftspflege oder auch Kurzzeitpflege etwas Ähnliches wie eine vorübergehende Pflegestelle, die das Kind nach einer gewissen Zeit wieder verlässt, um zu seinem „endgültigen Zuhause“ zu kommen. Meist wird diese Bereitschaftspflege oder auch Kurzzeitpflege in einer Krisensituation der leiblichen Familie oder der Pflegefamilie gebraucht, in der ein Kind, eventuell auch seine Geschwister, plötzlich eine neue Unterkunft benötigen.

Eine weitere Möglichkeit, eine Bereitschaftspflegefamilie oder auch Kurzzeitpflegefamilie in Anspruch zu nehmen, wäre die Klärung der Frage, ob die Herausnahme eines Kindes berechtigt ist und wo es endgültig verbleiben soll. Die Bereitschaftspflege oder auch Kurzzeitpflege ist also immer dann nötig, wenn man schnell und unkompliziert einen Platz für ein Kind sucht, das aber aus allen möglichen Gründen nicht ins Heim soll. Sie wird häufig in einer Notsituation belegt, unter Umständen auch mitten in der Nacht. Oft müssen schwierigste Probleme von den Bereitschafts- oder Kurzzeitpflegeeltern bewältigt werden, weil es ja immer einen Grund hat, dass ein Kind notfallmäßig eine neue Familie braucht und keine Zeit bleibt, gründlich nach einer endgültigen Pflegefamilie zu suchen.

Zunächst ist die Idee der Bereitschafts- oder Kurzzeitpflege zu begrüßen, denn das Kind ist wieder in einer Familie untergebracht und nicht - wie es sonst nahe liegen würde - in einem Heim. Aber da es sich wieder um eine nur vorübergehende Station handelt, kommt bei allem Positiven, das dem Kind jetzt in dieser Familie zukommt, zunächst die Neugewöhnung an die Bereitschafts- oder Kurzzeitpflegefamilie, dann der schmerzhafte Abbruch und schließlich wieder eine Neueingewöhnung in dem endgültigen Zuhause, das es in Zukunft vielleicht geben wird. So eine Bereitschafts- oder Kurzzeitpflege kann zwischen wenigen Tagen, über Wochen, Monate, ja manchmal sogar Jahre dauern, und ständig besteht für alle Beteiligten die Ungewissheit darüber wie es weiter geht.

Gut ist, dass es Familien gibt, die ganz plötzlich, auch mitten in der Nacht, Kinder in Not bei sich aufnehmen und ihnen Zuflucht in ihrer Familie bieten können. Aber warum muss dies vorübergehend sein? Warum kann ein Kind nicht gleich in die Pflegefamilie kommen, die im Fall des zulässigen Verbleibens des Kindes in einer Pflegefamilie ohnehin ausgesucht würde? Was könnte dagegen sprechen?

Ein Argument wäre, dass man das Kind erst richtig kennen lernen muss, um eine wirklich geeignete Familie zu finden, damit ein unnötiger späterer Abbruch verhindert wird. Dies ist sicherlich ein berechtigter Einwand, denn schließlich muss eine Pflege- oder Adoptivfamilie gut ausgewählt eingesetzt werden, um auch wirklich den Herausforderungen dieses speziellen Kindes gewachsen zu sein. Aber dies würde lediglich für solche Kinder gelten, die vorher dem Jugendamt völlig unbekannt sind und hätte in der Praxis nur dann seine wirkliche Berechtigung, wenn es danach tatsächlich keine Abbrüche mehr in jenen endgültigen Pflegefamilien gäbe, die über die Zeit der Bereitschaftspflegefamilie ausgesucht wurden.

Wichtig ist ein **schon im Vorfeld systematisches Suchen von kompetenten, liebevollen Pflegeeltern**, damit es am Schluss tatsächlich zu „jedem Pott einen Deckel" gibt. Für dieses sorgfältige Suchen und Vorbereiten wären aber sicherlich neue Arbeitsstellen notwendig und folglich auch weitere Gelder. Wir als Gesellschaft müssen entscheiden, wie wichtig uns die gesunde Zukunft unserer Kinder ist, die letztendlich unser aller Zukunft sind. Jeder Einzelne von uns muss sich fragen, was er bereit ist dafür einzusetzen.

Ein anderes Argument für ein Zuwarten wäre sicherlich ein Gutachten, das vielleicht noch angefertigt werden muss. Manchmal dauert dies ein bis zwei Jahre - und länger. Dieses Gutachten sagt vielleicht im Endeffekt aus, dass die Herausnahme unberechtigt ist, aber dann hätte das Kind so oder so eine Familie verlassen - in diesem Fall die Bereitschafts- oder Kurzzeitpflegefamilie - und zurück in die Ursprungsfamilie gehen müssen. Besagt das Gutachten aber demgegenüber, dass die Herausnahme berechtigt ist, so könnte die nun notwendige Fremdunterbringung gleich in der bereits eingewöhnten endgültigen Pflegefamilie erfolgen.

Ein weiteres Argument für eine Bereitschafts- oder Kurzzeitpflegefamilie könnte sein, dass gerade ältere Kinder, die lange in ihrer leiblichen Familie gewohnt haben und vielleicht gar nicht verstehen, warum sie von ihrer Ursprungsfamilie fort mussten, sich erst einmal auf die neue Situation einstellen müssen, bevor sie sich auf eine „neue endgültige" Familie einlassen können. Dies kann in Einzelfällen sicherlich berechtigt sein. Aber ein Kind ist ein fühlendes menschliches Lebewesen, das auch in einer Bereitschafts- oder Kurzzeitpflegefamilie, ja selbst im Heim wieder Bindungen eingeht, die getrennt werden müssen, wenn ein erneuter Wechsel ansteht. Aus Sicht des Kindes gesehen, kann es sich nicht beliebig oft binden, um sich dann später wieder zu trennen, sein bisheriges Universum und die für ihn wichtigen Menschen verlieren, um sich dann wieder auf neue existenzielle Bindungen einlassen zu müssen.

Trotz des Risikos, dass einige ältere Kinder bei einer späten Herausnahme aus der leiblichen Familie ihre ganze Verzweiflung und Wut, von ihren leiblichen Eltern getrennt worden zu sein, auf die neue „endgültige" Pflegefamilie übertragen (vgl. auch Nienstedt und Westermann, 1998, Wiemann, 2002), würde ich aus Sicht des Kindes dennoch dafür plädieren, dass man vom Grundsatz her versucht, dem Kind so viele Zwischenstationen wie möglich zu ersparen.

Dieses Konzept, dass die endgültige Familie grundsätzlich unmittelbar nach der Trennung von der Ursprungsfamilie zum Zuge kommen soll, ist aus Sicht des Kindes gedacht, um ihm weitere schmerzhafte Beziehungsabbrüche zu ersparen. Dies setzt natürlich voraus, dass man Paare findet, die bereit sind, auch ganz plötzlich ein Pflegekind aufzunehmen, vielleicht auch ein älteres und schwieriges. Man müsste alle zukünftigen Pflegeeltern schon im Vorfeld gezielt auch auf diese Notfallsituation hin aussuchen, sie schulen und vorbereiten und sie in der ersten Zeit des möglichen Chaos mit aller Kraft unterstützen. So könnte man neue Wunden verhindern, alte könnten heilen. Erneute Ängste und Ohnmachtssituationen und damit weitere Frühtraumatisierungen würden vermieden.

Sicherlich wäre es wünschenswert, mögliche Bewerber zum Beispiel deutschlandweit zentral zu erfassen, so dass ein Jugendamt, das zuständig ist für einen kleinen Ort im Saarland, auch wirklich mitten in der Nacht eine geeignete Familie anhand von vorher erstellten Merkmalen finden kann. Das wird sicherlich nicht im Nachbarort sein, denn so etwas wäre ein großer Zufall. Aber vielleicht gibt es in der Lüneburger Heide gerade ein Paar, das gerne bereit und auch pädagogisch-therapeutisch geeignet wäre, mitten in der Nacht einen hochauffälligen zwölfjährigen Jungen aufzunehmen.

Heim

Das Heim sollte man aus oben schon ausführlich genannten Gründen vermeiden (vgl. auch den 3. Jugendbericht 1979 nach Nienstedt und Westermann, 1998). Es gibt dort auch bei bester Arbeit und hochqualifiziertem Personal zu viel Unruhe durch zu viele Problemfälle und zu viele häufig wechselnde Bezugspersonen. Hier können die Wunden von frühtraumatisierten Kindern nicht heilen, sondern werden eher weiter vertieft, so sehr sich die Erzieher selbstverständlich rührend um ihre Zöglinge bemühen. Das, was nötig ist, um ein frühtraumatisiertes Kind heilend zu begleiten, findet man in einem Heim in keiner Weise, denn was das frühtraumatisierte Kind braucht, ist eine beständige Familie.

Eine Familie braucht das Kind selbst dann, wenn Fachleute bescheinigen, es sei nicht „familienfähig". Gerade dann braucht es eine Familie, denn „Familienfähigkeit", also das Leben in einer intimen Lebensgemeinschaft, kann man nur in einer Familie erlernen. **Die Familie ist der einzige geeignete Ort, die Frühtraumatisierungen auf einen heilenden Weg zu bringen;** denn vor allem braucht das frühtraumatisierte Kind, die Intimität, die Verbindlichkeit, die Beständigkeit, die Zeit, die Sorgfalt, das Durchhaltevermögen, die Stärke, die Konsequenzfähigkeit, die Geborgenheit, die Sicherheit und die Ruhe einer möglichst intakten, gefühlssicheren und geduldigen Familie. Das ist die Grundlage einer jeglichen Heilung.

Natürlich dürfen die als nicht familienfähig beschriebenen Kinder nicht in jede x-beliebige Familie. Auch die Diplome und Ausbildungen der Eltern dürfen nicht entscheidend sein. Es geht einzig und allein um die **im Alltag anzuwendende praktische Kompetenz**, **Herzenswärme**, **Belastbarkeit** und **das Durchhaltevermögen** der **zukünftigen Pflegeeltern**. Aber auch ein Verständnis für die Problematik des Kindes und die Fähigkeit die Ursache der Verhaltensproblematik aus der Sicht des Kindes noch einmal zu durchleben, sind notwendig, um ein solches Kind heilend zu begleiten.

Im Vorfeld sollte man diese besonderen Familien sehr sorgfältig auf diese Eigenschaften hin prüfen, denn derart schwierige Kinder bringen auch sehr kompetente und erfahrene Menschen schnell an ihre Grenzen - und dennoch **verdienen auch diese leidgeprüften Kinder eine Chance auf Heilung im Rahmen einer Familie**. Zusätzlich ist es notwendig, dass die Familien mit äußersten Problemfällen **intensiv** und **fachlich kompetent** in Bezug auf Frühtraumatisierungen **beraten** und **begleitet werden.**

Verschiedene Pflegefamilien vor der endgültigen Pflegefamilie

So, nun zur endgültig letzten **Zwischenstation**, in der sich Frühtraumatisierungen ereignen können, das sind die leider häufig vorkommenden Pflegeverhältnisse, die abgebrochen wurden, bevor das Kind in die jetzige endgültige Pflegefamilie kam. Die Haupttraumatisierungsquelle ist dabei das bereits weiter oben bei den anderen **Zwischenstationen** erwähnte **Eingewöhnen, Vertrauen fassen,** danach **Abbruch** und **Trennung**, was für das Kind einen massiven Vertrauensbruch darstellt und ihm zeigt, dass **Vertrauen gefährlich ist**. Die gleiche Gefahr geht von nun an auch von einer erneuten Aufnahme von Beziehungen zu neuen Bezugspersonen aus. Spätfolgen können darin bestehen, dass das Kind nie wieder echte Beziehungen zu Menschen knüpft, sondern in dieser Hinsicht nur noch dem oberflächlichen äußeren Schein genügt. Jedes Mal geschieht das neue Einlassen in Beziehungen mit weniger Vertrauen und Lebenskraft, und an irgendeinem Punkt gibt das Kind innerlich auf. Meistens sieht man dies nicht äußerlich, man beobachtet nur später die verheerenden Folgen, die vielleicht nicht mehr zu heilen sind oder nur mit einem riesigen Aufwand (vgl. auch Newton et al., 2000).

Abbrüche von Pflegeverhältnissen wären meist nicht notwendig, wenn man im Vorfeld zukünftige Pflegeeltern besonders sorgfältig ausbilden würde (vgl. auch Blandow, 2001; Fock, 2005). Diese Schulungen sollten sehr intensiv über einen längeren Zeitraum hin durchgeführt werden und in schonungsloser Offenheit stattfinden. Ich erlebe immer wieder, dass amtliche Stellen hier gerne viel mehr tun würden, ihnen aber aus finanziellen Gründen die Hände gebunden sind. So stelle ich erneut die Frage an jeden Einzelnen von uns: „Was ist uns die gesunde Zukunft unserer Kinder, unserer Gesellschaft wert?“

Leider gibt es auch heute noch zu viele Pflegeeltern in Deutschland, die sich für ein Pflegekind entscheiden, ohne genau zu wissen, was auf sie zukommt. Oftmals ist ihnen gar nicht bewusst, dass sie eine Vorbereitung benötigen. Woher sollen sie dies auch als Laien und Anfänger auf dem Gebiet des Lebens mit Pflegekindern wissen?

Es gibt daneben auch viele Beispiele von vorbildlich engagierten Jugendämtern, die ihre Pflege- und Adoptiveltern sehr gründlich ausbilden, dabei aber immer wieder auf die Tatsache stoßen, dass die zukünftigen Pflege- und Adoptiveltern einfach nicht glauben, was sie dort an Erfahrungsberichten hören. Viele denken: „Uns wird das nicht passieren. Andere bekommen so schwierige Kinder, zu uns aber kommt ein normales Kind“ oder „Wir werden einfach zwei Jahre ganz lieb zu dem Kind sein und all unsere Kraft in das Kind investieren, spätestens dann wird es normal werden." Gerade bei diesen Pflege- und Adoptiveltern kann das Aufwachen in der Realität im Leben mit einem frühtraumatisierten Kind sehr schmerzhaft und bitter sein. Bei einigen Familien kommt es dann zum Abbruch, andere Familien arrangieren sich mit der Situation, wieder andere nehmen die neue schwierige Perspektive als Herausforderung positiv an.

Aber bedenken Sie immer die Sicht des Kindes: Die Aufnahme von Beziehungen zu Menschen, die dann wieder fortgehen, aus welchen Grund auch immer, kann seelisch für ein Pflegekind tödlich sein (vgl. auch Newton et al., 2000, Wiemann, 2002).

Zukünftige Pflegeeltern, aber auch Adoptiveltern sollten sich diesen Schritt, Pflege- bzw. Adoptiveltern zu werden, und die damit verbundenen Konsequenzen für ihr zukünftiges Leben sowie das Lebensschicksal des aufzunehmenden Kindes, sehr genau und sorgfältig überlegen.

Wenn Sie sich dann für das Kind entschieden haben:

> **Versuchen Sie durchzuhalten. Seien Sie auf alle noch so absurden Situationen gefasst, auch auf die, welche außerhalb Ihrer bürgerlichen, normalen Vorstellungskraft liegen. Ein frühtraumatisiertes, hochauffälliges Kind wird mit großer Wahrscheinlichkeit Ihr Leben nachhaltig verändern. Ihr Leben wird vielleicht auch nicht mehr so bequem, gemütlich, harmonisch und friedvoll sein, wie Sie es sich bisher für sich gewünscht und eingerichtet haben; vielmehr kann es ein täglicher Kampf werden, für den Sie all Ihre Energie und Kraft brauchen.**

Es gibt rührende und sehr warmherzige Pflegeeltern, die für weniger auffällige Kinder hervorragend geeignet wären, mit einem hochauffälligen Kind aber überfordert sind. Es gibt Pflegefamilien, die Pflegekinder aufnehmen, weil sie eine soziale Ausbildung haben; aber das ist nicht das entscheidende Kriterium. Sie müssen innerlich sehr stark gefestigt sein und eine unendliche Geduld aufbringen, um eventuell fürchterliche Situationen in den eigenen vier Wänden über Jahre hin auszuhalten. Auch Mitleid mit diesen Kindern oder das Motiv, etwas Gutes zu tun, reicht auf keinen Fall aus, alles Leid und die Probleme zu ertragen, die auf Sie zukommen könnten.

Es gibt Pflege- und Adoptivfamilien, die ein Pflege- oder Adoptivkind an Kindes statt, gemeint ist an leiblichen Kindes statt, aufnehmen möchten. **Das neue Familienmitglied ist aber kein leibliches Kind.** Das ist nicht nur genetisch bedingt. Vielmehr ist das angenommene Kind - und dies ist in besonderer Weise tragisch - oft vor allem hinsichtlich seines gesamten Verhaltens ein nicht leibliches Kind. **Selbst die angemessene Erziehung** dieser frühtraumatisierten, hochauffälligen Kinder **hat häufig keine Ähnlichkeit damit, wie man ein gesundes, leibliches Kind begleiten und erziehen würde.**

So wie man sich von Kindheit an seine Familie immer vorgestellt hat, gerade so funktioniert es mit diesen frühtraumatisierten, hochauffälligen Kindern meist nicht. Dieses Familienleben hat meist nichts mit Harmonie und friedvollem Zusammenleben zu tun, und häufig läuft einfach nichts von selbst, sondern einfachste Dinge - wie Haare waschen mit 16 Jahren - sind hart erkämpft und alles andere als selbstverständlich. Das heißt, es spricht eigentlich nichts dagegen, ein Pflege- oder Adoptivkind aufzunehmen, wenn man keine eigenen Kinder bekommen kann; nur muss man dann wissen, was man tut und auf welches Leben man sich eventuell in Zukunft vorbereiten muss. Sie können, wenn Sie ein Pflege- oder Adoptivkind bekommen, vorher nicht sagen, ob die Entwicklung des Kindes eher einen unauffälligen Verlauf nehmen wird oder ob es zu nicht aus dem Weg zu räumenden extremen Auffälligkeiten kommt, die Ihr ganzes Leben beeinflussen werden, ja, dass Sie vielleicht Zeuge werden, wie das Kind systematisch sein zukünftiges bürgerliches Leben zerstört.

Ein Leben mit hochproblematischen, frühtraumatisierten Kindern verläuft in der Regel ganz anders als ein Leben mit leiblichen Kindern oder klassischen Waisen. Selbst wenn Sie vorher beruflich mit frühtraumatisierten Kindern gearbeitet haben, im „sicheren Terrain" - sprich im beruflichen Zusammenhang -, jetzt findet es im Inneren Ihres Herzens statt: In Ihren eigenen vier Wänden, genau zwischen Ihren leiblichen Kinder, in Ihrer Ehe oder Partnerschaft, in Ihrem Kostbarsten - Ihrem Zuhause.

Bedenken Sie das bitte sorgfältig bei Ihrer Entscheidung.

Selbst dann, wenn die aufgenommenen kleinen Pflege- und Adoptivkinder sich als extrem anstrengende und schwierige Kinder erweisen, glauben viele Pflege- und Adoptiveltern ohne Erfahrung mit Pubertierenden nicht, was sich alles aus diesen Schwierigkeiten entwickeln kann. Hier hilft nur eines: Ein langes, intensives, schonungsloses Schulen der Pflege- und Adoptiveltern im voraus und eine anschließend sehr gute, fachkompetente Beratung und Begleitung der gesamten Pflege- und Adoptivfamilie (vgl. auch Wiemann, 2005).

Häufig trifft man auf Pflege- und Adoptiveltern, die sich alles anders vorgestellt hatten und dann schnell an ihre Grenzen kommen. Wichtig ist in diesem Fall, dass die Betreffenden verstehen, dass dies nicht an ihrer mangelnden Erziehungskompetenz liegt. Es ist normal, dass die hochproblematischen, frühtraumatisierten Kinder alle Erwachsenen schnell und vielleicht auch mehrmals täglich an ihre Grenzen bringen (vgl. auch Nienstedt und Westermann, 1998).

Möglicherweise braucht man nun eine ständige, intensive Beratung und Begleitung durch Jemanden, der sich auskennt mit gerade diesen Kindern. Vielleicht muss man nun Hilfe auch in anderer Form an seine Seite bekommen: eine Putz- oder sogar eine Haushaltshilfe, eine Hausaufgabenhilfe und vieles andere mehr. Verheerend ist nur, wenn diese Pflege- und Adoptiveltern aufgeben und das Kind wieder zurückgeben - dies ist für das Kind in vielfacher Hinsicht eine Katastrophe. Es erlebt erneut den Abbruch, die Trennung und die neue Eingewöhnung. Damit verliert es nochmals ein großes Stück Vertrauen in die Welt und zu Bezugspersonen, vielleicht sogar sein gesamtes Restvertrauen. Für sein Selbstbild bedeutet das: „Auch diese Menschen wollten mich nicht haben, ich muss wirklich ein schlimmer Mensch sein, ich bin ein Fehler in dieser Welt!"

Adoptiveltern haben in punkto Abgeben fast keine Wahl mehr, die Pflegeeltern aber sehr wohl, und so geben sie häufig zu schnell auf. Der Überforderung der Pflege- und Adoptiveltern kann man durch eine intensive Begleitung und Beratung entgegenwirken (vgl. auch Hüther, 2002, Lehmkuhl und Oelsner, 2005), denn häufig handelt es sich um sehr differenzierte, intelligente und auch potentiell sehr kompetente Pflege- und Adoptiveltern, mit denen man gut zusammen arbeiten kann.

Wichtig für diese die Pflege- und Adoptivfamilie unterstützende Arbeit ist lediglich:

Der aufrichtige Wille der Pflege- und Adoptiveltern, das Kind behalten und ihm eine Familie bieten zu wollen.

Was Pflege- und Adoptivfamilien gut abwägen sollten, ist die Aufnahme von frühtraumatisierten Kindern zu ihren eigenen leiblichen Kindern, da es schwierig werden kann, beiden in einer Familie gerecht zu werden. Die erfolgreiche Erziehung von hochauffälligen, frühtraumatisierten Kindern geht häufig in eine entgegengesetzt andere Richtung als die von leiblichen gesunden Kindern. Der **Spagat der verschiedenen Erziehungsstile,** die verschiedene Art und Weise, die Kinder anzusprechen und die unterschiedlichen Regeln, all das kann in einer Familie mit leiblichen Kindern schwierig werden (vgl. auch Nienstedt und Westermann, 1998; Wiemann, 2003). Bei der Entscheidung ist es hilfreich, sich bei anderen Pflege- und Adoptivfamilien nach deren Erfahrungen zu erkundigen, denn es gibt auch hier sowohl gute als auch schlechte Erfahrungen.

Tragisch wäre es, das Kind aufzunehmen, bei auftretenden Schwierigkeiten aber abzugeben, weil einem das Wohlergehen leiblicher Kinder wichtiger ist. Dieser Rat ist gemeint für diejenigen Paare, die noch vor der Entscheidung stehen, ein Kind oder ein weiteres Kind aufzunehmen, nicht aber für diejenigen Pflege- und Adoptiveltern, die seit Jahren mit der Mischung von Pflege- und Adoptivkindern mit leiblichen Kindern gute Erfahrungen gemacht haben.

Weiterhin würde ich dazu raten - und dies wiederum vor der Aufnahme - **lediglich nur ein hochauffälliges, frühtraumatisiertes Kind** aufzunehmen, da man sonst bald häufig niemandem mehr gerecht werden kann. Der dringend notwendige Heilungsweg braucht sehr viel Kraft und sehr viel Zeit für jedes einzelne frühtraumatisierte Kind. Da kann selbst schon das vollkommen unauffällige und unkomplizierte leibliche Kind zu viel zusätzliche Kraft erfordern. Die Anzahl der Fronten, an denen Sie kämpfen können, ist sehr begrenzt, weil es sich um massive Kämpfe handeln kann, die Ihre ganze Energie kosten. Auch kommt natürlich der Überforderungspunkt sehr viel schneller bei mehreren Kindern als bei einem Kind. Aber dieser Rat geht bitte nur an die Pflege- und Adoptiveltern, die vor der Entscheidung über eine Aufnahme stehen.

Das Tragische beim ständigen Abbruch und Neubeginn der Beziehungen von frühtraumatisierten Pflege- und Adoptivkindern ist, dass jeder Mensch nur ein bestimmtes Maß an Vertrauens-, Gefühls- und Lebenskräften besitzt. Sind diese Kräfte einmal zerstört, können sie entweder gar nicht mehr oder nur sehr schwer wieder aufgebaut werden. Das heißt, irgendwann ist durch die vielen Verletzungen ein Ausmaß von Zerstörung im Kind erreicht, welches eine gewisse Eigendynamik besitzt, so dass diesen Kindern dann fast überhaupt nicht mehr geholfen werden kann, bzw. man hilflos zusehen muss, wie diese Pflege- und Adoptivkinder dann in Folge selbst ihr ganzes Leben zerstören (vgl. auch Newton et al., 2000).

Verschiedene Zwischenstationen nacheinander

Tragischerweise erfahren Pflege- und Adoptivkinder häufig mehrere Trennungen, Abbrüche und erleben nicht nur eine, sondern gleich mehrere **Zwischenstationen**. Es gibt Kinder, die alle oben beschriebenen **Zwischenstationen** in ihrem kurzen Leben schon durchlaufen haben, manche von ihnen sogar einige Stationen mehrfach.

Hier zum Beispiel die Geschichte von **SANDRA**, die schon während der Schwangerschaft und in ihrer Ursprungsfamilie auf grausamste Art und Weise mehrfach schwerst frühtraumatisiert wurde, die dann aufgrund der Unstetigkeit ihrer Mutter nach vielen Stationen in der Ursprungsfamilie in ein Heim kam, dann wieder zurück nach Hause, danach wiederum ins Heim, wo sie anderthalb Jahre auf die Erstellung eines Gutachtens wartete und dann zunächst für drei Wochen in eine Pflegefamilie kam, die mit ihr überfordert war. Die nächste Pflegefamilie durfte sie leider nur vier Jahre behalten. Die folgende Pflegefamilie nahm das Mädchen nur halbherzig auf, um es anschließend bei der nächstbesten Gelegenheit wieder in ein Heim zu bringen, von wo es dann nach weiteren zwei Jahren, fast schon in der Pubertät, endlich in seine endgültige Pflegefamilie kam.

Es ist nicht weiter verwunderlich, dass Sandra ein Hyperkinetisches Syndrom mit Störungen des Sozialverhaltens zeigt, dass sie bei Aufnahme in die endgültige Pflegefamilie schwerst lernbehindert ist, nicht lesen, nicht rechnen, nicht schreiben kann, nicht den Unterschied zwischen „Du“ und „Sie“ kennt, jegliche Anstrengung, außer Essen, Schlafen und Toilettengang verweigert. Im Verlauf ist Sandra verbal und körperlich aggressiv und geht auch massiv gegen ihre Pflegeeltern vor, sie denunziert sie auf das Schlimmste, sie läuft oft weg, versucht sich ständig „selbst wegzugeben", bevor das ihre Pflegeeltern tun. In solchen Situationen behauptet sie immer wieder, sie halte es bei den „fürchterlichen" Pflegeeltern nicht mehr aus. Weiterhin kotet Sandra auch noch in der Pubertät ein, versteckt Unterhosen mit Stuhlgang und Tüten mit Essensresten unter ihrem Kopfkissen, lügt, schwänzt die Schule, fährt schwarz und stiehlt.

Letztendlich zerstörte Sandra - nach unglaublichen, an ein Wunder grenzenden Erfolgen in der „endgültigen" Pflegefamilie - ihre bisherigen Fortschritte und ihr komplettes bürgerliches Leben. Im Endeffekt siegten die zahlreichen Frühtraumatisierungen und **Retraumatisierungen**. Retraumatisierungen sind Wunden, die erneut aufgerissen werden, weil noch einmal etwas Ähnliches passiert, was das Kind an frühere frühtraumatische Ereignisse erinnert. (vgl. auch Birck, 2001)

An ein solches Mädchen muss man natürlich mit ganz anderen Erwartungen herangehen als an ein gesundes Kind. Bei diesem Kind kann man nur staunen, dass überhaupt noch kleinste Details gut laufen, und diese als wirkliche Wunder ansehen. Man sollte hier die kleinen Erfolge sehen lernen und sich darüber freuen. Es wäre wichtig diese Erfolge zu würdigen und ihnen genug Zeit und Platz einräumen.

Dennoch sollte man aber auch bei so schwer geschädigten Kindern dringend nach hohen Zielen streben, sonst kann man sich mit dem Kind nicht nach vorn entwickeln. Nur sollte man nicht zu sehr enttäuscht sein, wenn man nur in kleinsten Schritten weiterkommt, zeitweise einmal nichts weitergeht oder sogar Rückschläge vorkommen. Das ist sozusagen der Normalfall bei schwer geschädigten Kindern. Bleiben Sie mit ganz viel Geduld, Großmut und Ausdauer an den Problemen dran - es wird sich lohnen!

Man sollte bei aller Frustration, bei allen Rückschlägen in der Arbeit mit diesen Kindern lernen, das Positive immer wieder neu zu entdecken und in den Vordergrund zu stellen. Die Fähigkeiten und Begabungen dieser Kinder übersteigen manchmal bei Weitem die Intensität und Qualität, die wir als „gesunde" und „normale" Menschen zur Verfügung haben.

So war zum Beispiel Sandra sehr religiös, und zwar aus tiefstem Herzen. Sie konnte schmusig und anschmiegsam sein, sie strahlte sehr viel Lebensfreude und Lebensenergie aus, sie konnte erstaunlich gut auswendig lernen, wunderschön singen und hatte ein großes Liedrepertoire, sie liebte Märchen, hatte in Gruppen ein gutes Eingliederungsvermögen und bekam sehr schnell überall Anschluss. Sie konnte sich hervorragend an jegliche Situation anpassen, selbst an einen Leistungsstand, der bei weitem nicht dem ihren entsprach. Sie liebte Gesellschaftsspiele, Feste wie Weihnachten, Karneval, Ostern und vor allen Dingen ihren eigenen Geburtstage über alles. Sie konnte sich wunderbar stundenlang mit sinnvollen Dingen alleine beschäftigen, ihr Zimmer schön gestalten, sie liebte Ausflüge und Reisen in die ganze Welt. Ihr großer Lebenstraum war eine Weltreise.

Manchmal sind die Vorgeschichten dieser Kinder so unvorstellbar grausam, dass man es kaum ertragen kann, sie zu hören, zu lesen oder gar nachzuempfinden. Aber die Kinder haben dieses Leid real und in aller Härte durchleben müssen - so sind wir es ihnen eigentlich schuldig, **ihr Schicksal in aller Tiefe und mit ihren Augen noch einmal nachzuempfinden, um sie wirklich zu verstehen und den für sie richtigen Weg zu finden**.

Oft wundert man sich über die scheinbare Unbeschwertheit und positive Art, mit der diese Kinder auf die Welt zugehen. Vielen sehr verletzten Kindern sieht man zunächst einmal gar nichts oder nur wenig, zumindest nicht das ganze Ausmaß der Katastrophe an. Erste Warnzeichen kann der geschulte Beobachter schon in frühen Jahren erkennen und deuten. Bei vielen Kindern kommen die deutlichen Auffälligkeiten erst später, zum Beispiel in der Pubertät, dann aber mit Wucht. Das liegt an den schwindenden Kindheitskräften. Manche Jugendliche haben Glück und tragen wie durch ein Wunder keine sichtbaren oder nur kleine Schäden davon. Deren Pflege- und Adoptiveltern können sich einfach nur glücklich schätzen.

Je mehr Stationen es vor der endgültigen Pflege- und Adoptivfamilie gegeben hat, um so sicherer wird, dass es sich mit hoher Wahrscheinlichkeit um ein hochproblematisches, stark frühtraumatisiertes Pflege- und Adoptivkind handelt - mit allen katastrophalen und unerträglichen Folgen, die sich daraus ergeben können. Schrauben Sie Ihre Erwartungen also bewusst niedriger, wenn Sie vorhaben, ein

Pflege- oder Adoptivkind aufzunehmen, ohne dabei Ihre Visionen für die Zukunft des Kindes zu verlieren, und **erfreuen Sie sich dann an jeder noch so kleinen Fähigkeit, die dieses Kind hat. Bauen Sie es langsam und heilend auf, und das im Laufe von vielen Jahren.**

Seien Sie nicht enttäuscht, wenn all ihre Mühen keine sichtbaren Erfolge zeigen oder nur sehr wenige. Das heißt nicht zwingend, dass Sie keine erzielt haben. Es heißt nur, man kann noch keine Erfolge sehen.

Mein Mann hat dafür einen sehr schönen Vergleich gefunden: Stellen Sie sich einen **Taucher** vor, **der 100 Meter unter dem Meeresspiegel bei sehr trübem Wasser taucht**. Sie stehen auf einem Schiff und sehen ihn nicht. Wenn er beginnt, wenige Meter aufzutauchen, sehen Sie ihn nicht, taucht er noch weiter auf, so bietet sich das gleiche Bild: Sie sehen ihn immer noch nicht. Auch wenn der Taucher schon die Hälfte der Strecke aufgetaucht ist, sehen Sie ihn nicht. Selbst fünf Meter unter dem Meeresspiegel sehen Sie ihn noch nicht, weil das Wasser so trübe ist; aber er ist bereits fast den ganzen Weg aufgetaucht. Auch noch ein Meter vor dem Ziel sind Sie sich wegen des trüben Wassers nicht sicher, ob der Taucher kommt. Erst wenn er wirklich auftaucht und sein Kopf über dem Meeresspiegel hervorguckt, können Sie sicher sein, dass er erfolgreich oben angekommen ist.

So ist es auch bei den frühtraumatisierten Kindern, sie lassen uns erst hinter ihre Kulissen gucken, wenn sie der Heilung schon recht nahe sind; und dann ist es trotzdem noch ein langer Weg.

Der Erfolg ist manchmal für lange Zeit nicht sichtbar, da die Verletzungen und die daraus erwachsenen Folgen so gravierend sind. Haben Sie viel Ruhe und Geduld mit ihrem frühtraumatisierten, hochproblematischen Pflege- und Adoptivkind, denn nur so kommen Sie ans Ziel. Auch wenn es einmal gar nicht mehr weiter zu gehen scheint:

Geben Sie niemals auf, denn das frühtraumatisierte Kind braucht Sie zum Überleben. Suchen Sie sich stattdessen eine mit frühtraumatisierten, hochproblematischen Kindern vertraute, erfahrene, wirklich kompetente Hilfe, Beratung und Begleitung.

3. Vermeidung von weiteren seelischen Verletzungen und Traumatisierungen

Je weniger man ein zukünftiges Pflege- und Adoptivkind Situationen aussetzt, in denen es traumatisiert oder seelisch verletzt werden könnte, umso geringer wird die Wahrscheinlichkeit der möglichen Folgen. Dabei gibt es, wie wir gelernt haben, auf der einen Seite Situationen, die man nicht umgehen kann, zum Beispiel die Trennung von der leiblichen Mutter, und auf der anderen Seite Situationen, die man sehr gut vermeiden könnte, zum Beispiel das zu lange Leiden eines Kindes in seiner Ursprungsfamilie.

Mit sehr viel Glück verlebt das spätere Pflege- oder Adoptivkind bei seiner leiblichen Mutter eine gute Schwangerschaft und wird gleich nach der Geburt liebevoll in seine endgültige Familie gegeben, ohne zahlreiche Zwischenstationen zu durchlaufen. Dann erlebt es nur das Trauma der Trennung, das man bei einer notwendigen Weggabe aber ohnehin nicht verhindern kann. Dieses Ideal gibt es leider selten. Und obwohl es ein Ideal ist, können auch diese Kinder schwere Folgen davontragen, das entscheidet die Sicht des Kindes.

Bei offensichtlich erziehungsunfähigen Müttern ist es ein Segen für das Kind, sofort nach der Geburt in eine erziehungsfähige, endgültige Familie zu kommen, bevor lange ausprobiert wird, ob die Mutter nicht vielleicht doch erziehungsfähig ist und der leiblichen Mutter eine Chance gegeben wird. Aus der Sicht des Kindes ist dies zu wenig und zu einseitig aus Sicht der leiblichen Mutter gedacht.

Ideal wäre auch wieder die Einsicht der leiblichen Mutter in ihre Erziehungsunfähigkeit und eine schon lange vor der Geburt von langer Hand vorbereitete, gute, reibungslose Abgabe unmittelbar nach der Geburt in die aufnehmende endgültige Familie.

Leider ist es häufig so, dass gerade bei erziehungsunfähigen Müttern die Einsicht in die Erziehungsunfähigkeit gänzlich fehlt, sei es bedingt durch Drogenabhängigkeit, schwere geistige Behinderung, schwere psychiatrische Störungen, eigene Traumatisierung oder aus sonstigen Gründen. Meist geben gerade erziehungsunfähige Mütter ihre Kinder nicht freiwillig ab.

Noch schwieriger wird das Problem in den Grenzfällen, bei denen man nicht so recht weiß, ob das Verhalten der leiblichen Mutter das Kind schädigt oder ob es noch als individuelle Eigenart der leiblichen Mutter zu werten ist, die ja jedem zusteht. In Deutschland gibt es einen hohen Schutz der Familie, um jegliche staatliche Willkür auszuschließen. **Die Familie sollte die Kernzelle des Staates sein und damit auch zu seiner Stabilität beitragen.**

So ist es wichtig, dass es bis zu einem gewissen Grade eine Unantastbarkeit der Familie gibt und es zunächst einmal in der Freiheit jeder einzelnen Familie stehen muss, wie sie lebt, in welcher Art und Weise sie ihre Kinder erzieht und welche Werte sie ihnen vermitteln will. So greift zum Beispiel schon die Einführung einer Schulpflicht - statt einer Unterrichtspflicht, wie sie zum Beispiel in den USA besteht, - sehr weit in die Rechte der Eltern ein. Schulpflicht bedeutet, dass man in ein Gebäude namens „Schule" gehen muss. Dies kann eine öffentliche oder private Schule sein; aber eine Einrichtung mit dem Namen „Schule" muss es sein. Demgegenüber bedeutet Unterrichtspflicht, dass das Kind unterrichtet werden muss, das heißt man kann die Kinder selbst unterrichten oder durch einen Privatlehrer unterrichten lassen. Hier sollte es verpflichtend werden, von Zeit zu Zeit staatliche Prüfungen ablegen zu müssen, um das erlernte Wissen der Kinder zu zeigen.

Was aber soll man in Deutschland tun, wenn man aus pädagogischen oder religiösen Gründen keine geeignete Schule für seine Kinder findet? Dann gibt es keinerlei Möglichkeit, seine Kinder statt in der Schule privat unterrichten zu lassen, selbst wenn man dies sehr sorgfältig, gründlich und verantwortlich tun würde und dies durch ständige staatlich kontrollierte Leistungsnachweise den schulischen Erfolges der Kinder auch belegen könnte.

In anderen Staaten gibt es sogar eine Kindergartenpflicht. Diese greift noch weiter in die Rechte der Eltern ein, denn nun hat man nicht einmal mehr die Möglichkeit zu entscheiden, ob man sein Kind bis zur Schule alleine zu Hause erzieht und fördert. Die Betonung bei meinen Ausführungen liegt hier auf der Vorstellung, dass die Familie bis zu einem gewissen Grad die Freiheit haben soll, ihre Kinder so groß zu ziehen, wie sie es für richtig hält. **Bis zu einem gewissen Grad sollte die Familie unbedingt geschützt sein. Der Punkt, wo es nicht mehr geht, ist**

erreicht, wenn das Wohl des Kindes gefährdet ist, das Kind seelischen oder körperlichen Schaden erleidet. Dann muss der Staat eingreifen, und dies gilt für alle Bereiche: Kindergartenbesuch, Schulbesuch, Einsetzen einer Familienhilfe, Herausnahme aus der Familie etc.

Muss nun ein Kind zu einem späteren Zeitpunkt als unmittelbar nach der Geburt aus der Ursprungsfamilie herausgenommen werden, dann sollte dieses schon genug traumatisierte Kind sofort ohne jegliche Zwischenstation - und sei sie noch so kurz - in seine neue endgültige Familie dürfen. Dies ist aus der Sicht der Kinder deswegen so wichtig, weil jede Verletzung, jede Trennung, jeder Angstzustand, jede Ohnmachtssituation, jedes Gefühlschaos das Tröpfchen sein kann, welches das Fass zum Überlaufen bringt und vielleicht eine Aussicht auf Heilung für immer vernichtet. Es sollte alles getan werden, damit das Kind wieder zur Ruhe kommen kann, sich in Sicherheit fühlt und loslassen kann. Aus Kindersicht wäre es heilsam, wenn es dann anschließend in dieser Ruhe und in dieser Sicherheit dauerhaft loslassen und an diesem Ort bleiben könnte, bis seine Entwicklung zu einem gesunden Erwachsenen abgeschlossen ist.

XII. Die vier häufigsten möglichen Folgen einer Frühtraumatisierung

Im Laufe der bisherigen Ausführungen sind schon viele mögliche Folgen einer Frühtraumatisierung auch anhand von vielen Beispielen genannt worden, aber ich möchte nun zum Schluss die vier wichtigsten Folgen genauer vorstellen:

1. Die Überlebensstrategie als Angstbeseitigungsmethode
2. Die Vermeidungsmethode zur besseren Verdrängung der Angst
3. Die Kontroll- und Machtstrategie zur Beseitigung der Ohnmacht
4. Die Anstrengungsverweigerung

Wichtig ist hierbei, dass die Vermeidungsmethode und die Kontroll- und Machtstrategie eigentlich Unterpunkte der Überlebensstrategie sind. Da sie sich aber immer wieder so plastisch und deutlich zeigen und sich damit von allen anderen Überlebensstrategien abheben, habe ich sie hier absichtlich als eigene Punkte aufgeführt.

Die Anstrengungsverweigerung schließlich entspringt in erster Linie den gestörten oder zerstörten Lebenskräften in den ersten Lebensjahren des Kindes. Einfach ausgedrückt entsteht dadurch eine Antriebsschwäche, die aussieht wie „Faulheit". Hinzu kommen die vielen negativen Erfahrungen, die das Kind im Laufe seiner Kindheit gemacht hat, wenn es mit Interesse, Offenheit und Neugier auf die Welt zuging und dabei erlebte: „Mein Eingreifen in die Welt bewirkt nichts oder nur für mich Schädliches". Nur in Bezug auf das „Sich-dumm-Stellen", wird die Anstrengungsverweigerung dann auch zu einem Teil einer Überlebensstrategie.

1. Die Überlebensstrategie als Angstbeseitigungsmethode

Viele Situationen habe ich beschrieben, in deren Folge das Kind Angst bekommen hat. Manchmal wurde die Angst so übermächtig, dass sie nicht mehr zu ertragen war. Häufig handelte es sich um eine **Todesangst**. Stellen Sie sich folgende Situation vor: Sie werden nachts im Park überfallen. Erst ist da ein Schreck, dann, wenn die Situation anhält, bekommen Sie es mit der Angst zu tun. Vielleicht fühlen Sie einen brennenden Schmerz in der Brust- oder Magengegend, vielleicht ist Ihr ganzer Körper wie elektrisiert und gelähmt. Vielleicht beginnen Ihre Beine zu zittern. Sie suchen nach Auswegen, finden momentan keinen und eine Todesangst steigt in Ihnen auf, unerträglich und schmerzend. In diesem Moment beschließen Sie aus dieser angstvollen, übermächtigen Situation herauszukommen - Sie wollen nur eines: überleben und diese unerträgliche Todesangst nicht mehr spüren. Dieses Überleben wird Ihnen so wichtig, dass Sie bereit wären, ohne Rücksicht auf Verluste - Verluste auf Ihrer Seite, Verluste auf der anderen Seite - alles dafür zu geben: Ihr ganzes Know-How, Ihre ganze Kraft und Ihre ganze Ausdauer.

Dass wir als Menschen Angst entwickeln können, hat eine wichtige Aufgabe: Ohne Angst könnten wir Gefahren nicht erkennen und uns aus gefährlichen Situationen nicht retten. Wir würden jeder lebensgefährlichen Situation erliegen, weil wir kein Alarmzeichen in uns verspürten. Angst ist das Gegenteil von Vertrauen. Wäre der Mensch früher, in der Zeit der Jäger und Sammler, dem Höhlenbären voller Vertrauen entgegengetreten, dann wäre die Menschheit heute vielleicht schon ausgestorben.

Von Natur aus haben wir erst einmal vier Möglichkeiten zu reagieren, wenn wir als Jäger dem Höhlenbären unversehens zu nahe gekommen sind, dieser sich bedroht fühlt und uns angreifen will. Wir können

1. uns so vor dem Höhlenbären aufbauen,
   dass er Angst vor uns bekommt und flieht;
2. den Höhlenbären angreifen;
3. uns tot stellen
4. oder die Flucht ergreifen.

Es gibt natürlich auch noch andere, ungewöhnliche Reaktionsweisen, die aber dennoch denkbar sind. Dies wäre zum Beispiel die Möglichkeit sich mit dem Höhlenbären anzufreunden oder ihn vielleicht sogar zu zähmen. Aber mal ehrlich, wäre das Ihre erste Wahl, wenn Sie in Lebensgefahr wären?

Vielleicht wählen wir von jedem ein bisschen. Wenn wir uns vor dem Höhlenbären imposant aufbauen, könnte er beeindruckt sein, Angst bekommen und fliehen. Wahrscheinlicher ist aber, dass er sich nicht beeindrucken lässt und wir uns weiterhin in Lebensgefahr befinden. Wenn wir das Tier angreifen und töten, haben wir das Problem gelöst. Das Risiko bei dieser Methode ist, dass umgekehrt der Höhlenbär uns töten könnte. Wenn wir uns tot stellen, verliert er eventuell das Interesse an uns. Dieser Weg ist mit der Gefahr verbunden, dass der Bär uns als leichte, schon tote Beute sieht. Die Flucht hätte den Vorteil, dass wir irgendwann so weit weg wären, dass er sich anderen Dingen zuwendet, die naheliegender sind - und den Nachteil, dass wir unsere Kräfte überschätzen, denn Bären können schnell rennen, mit unserer Flucht die Aufmerksamkeit des Bären dadurch erst recht auf uns ziehen, er unser Verhalten missdeutet, die Verfolgung aufnimmt, uns erreicht, weil er schneller, größer und kräftiger ist und uns dann tötet. Das Anfreunden und das Zähmen sind beides Methoden, die viel Zeit, Geduld und Geschick erfordern und von uns als einer Persönlichkeit in Todesangst einiges an menschlicher Größe abverlangen. Und auch diese Methode birgt die Gefahr, dass der Höhlenbär unsere Freundschaft nicht annimmt oder uns als Dompteur nicht akzeptiert und somit wiederum uns tötet.

Nichts anderes erlebt das frühtraumatisierte Kind. Die Angst, die es spürt, weist auf eine akute Gefahr hin. Von Natur aus will auch das frühtraumatisierte Kind die unerträgliche Angst loswerden - sprich: **Es will überleben!** Bei der Angst des frühtraumatisierten jetzigen Pflege- und Adoptivkindes kann es sich sowohl um eine akute, real anstehende Gefahr handeln, es kann aber auch um eine in ihm selbst lebende Gefahr gehen, die ganz unvermittelt wieder in ihm auftaucht, scheinbar ohne Grund; oder es kann sich um eine Angst handeln, die in bestimmten Situationen wieder hervorgerufen wird, da irgendetwas das Kind an die traumatisierenden Erfahrungen erinnert. Wie immer, kann es aber auch einmal wieder ein bisschen von allem sein.

Auch das hochauffällige, frühtraumatisierte Kind hat die Möglichkeit, aus einem Überlebenswillen heraus, entweder

1. selbst Angst zu machen,
2. anzugreifen,
3. sich tot zu stellen,
4. oder wegzurennen.

Vielleicht wendet es auch von allem ein bisschen an. Jede Art der Reaktion, der vermeintlichen Gefahr zu entkommen, kann sich bei jedem Kind individuell zeigen. Natürlich könnte auch das hochauffällige Kind potentiell die Methode des Anfreundens oder Zähmens wählen, aber meist reicht hier die Kraft nicht aus, eine dieser beiden Methoden zu wählen.

1. Ein Versuch, Ihnen als Pflege- und Adoptiveltern Angst zu machen und Sie einzuschüchtern, könnte so aussehen, dass das Kind sich vor Ihnen in einer Art von Imponiergehabe aufbaut oder Ihnen droht. Wenn Sie sich dann nicht einschüchtern lassen, wird das Kind vielleicht noch versuchen, etwas zu zerstören oder Ihre Wohnung zu verwüsten, um Ihnen damit Angst einzujagen.

2. Der Angriff könnte zum Beispiel so aussehen, dass Ihr Pflege- und Adoptivkind Sie fürchterlich und mit den wüstesten Ausdrücken beschimpft, nach Ihnen tritt und einen Zweikampf mit Ihnen beginnt.

3. Das Totstellen könnte so aussehen, dass Ihr Pflege- und Adoptivkind sich so unscheinbar, still und unauffällig verhält, dass es fast vergessen wird. Eine andere Form, sich tot zu stellen, ist das Dummstellen. Ein Kind, das überzeugend vortäuscht, es sei dumm, wird automatisch nicht mit so vielen Dingen konfrontiert wie ein normal intelligentes Kind. Man verschont es zum Beispiel von zu schweren und zu vielen Hausaufgaben; und die ein oder andere häusliche Pflicht erscheint zu schwer für das Kind. So wird es in Ruhe gelassen, und sein Leben erscheint ihm ausreichend bequem.

4. Auch das Weglaufen kann in vielerlei Hinsicht geschehen. Zum einen kann ein Kind tatsächlich weglaufen: Als kleines Kind ist es vielleicht eher nicht

zu halten und reißt sich ständig von der Hand der Pflege- und Adoptiveltern los, um irgendwohin zu laufen - aber noch nicht in der Absicht wegzulaufen. Später, im mittleren Alter mit circa neun bis zwölf Jahren, flieht das Kind vielleicht vor kritischen Situationen auf die höchsten Bäume und weigert sich wieder herunter zu kommen, bis die Feuerwehr anrücken muss. Viel später - erst in der Pubertät - könnte ein jetzt jugendlich gewordener „Ausreißer" wegen nichtiger Anlässe fliehen, indem er von zu Hause wegrennt, um kleinsten Aufgaben scheinbar zu entkommen. Wenn dieses Verhalten des Jugendlichen so stehen bliebe, würde selbst der hochauffällige, frühtraumatisierte Jugendliche es lächerlich finden, also werden von ihm Streitereien mit den Pflege- und Adoptiveltern an den Haaren herbeigezogen, provoziert. Im Extremfall werden im Jugendalter verantwortlichen Schlüsselpersonen (Lehrern, Ärzten, zuständigen Sozialarbeitern) Geschichten davon erzählt, dass man es mit diesen Pflege- oder Adoptiveltern aus diesen und jenen Gründen schon seit Ewigkeiten nicht mehr aushalten würde, dass das Leben bei den Pflege- oder Adoptiveltern eine Hölle sei und ein Auszug längst überfällig - und schon ist man entkommen.

Das Provozieren eines Streites ist ebenfalls eine beliebte Methode auch schon der kleinen Kinder, sich alltäglichen Pflichten und Aufgaben zu entziehen. Hier fliehen sie nicht leibhaftig, sondern beschäftigen den Erwachsenen mit dem Streit, um in dieser Zeit die lästige Aufgabe nicht erledigen zu müssen.

Egal, wie das frühtraumatisierte Kind bei aufkommender Angst und Todesangst reagiert: Es schafft damit Abhilfe, weil es die Angst nicht mehr ertragen kann und hofft, damit die aus seiner Sicht reale Gefahr abzuwenden. Wenn der Anlass zur Angst äußerlich nicht real gegeben ist, zum Beispiel, wenn das Kind vollkommen ausrastet, weil man es gebeten hat die Tür zu schließen und seine Reaktion nicht dem realen Anlass entspricht, so können Sie sicher sein, dass es sich bei der Reaktion des frühtraumatisierten Kindes um eine eigens von ihm entwickelte **Angstbeseitigungsmethode**, sprich **Überlebensmethode** handelt, mit der es irgendwann einmal wirklich überlebt hat oder aus seiner Sicht meint, damit überlebt zu haben. Und was kann man aus Sicht des frühtraumatisierten Kindes Erfolgreicheres im Leben schaffen als das eigene Überleben gesichert zu haben? Was kann aus Sicht des Kindes wichtiger sein? - Nichts.

Kein irdischer, materieller Erfolg kann je wieder an dieses Erfolgserlebnis anschließen. Jeder andere irdische, materielle Erfolg ist vielleicht befriedigend oder sichert einem ein schönes Leben, aber dies alles reicht niemals an das Gefühl des Erfolges heran, als man sein nacktes Überleben sicherte. Weil das Vorgehen bei Gefahr so erfolgreich war, wird diese sehr individuelle vom Kind entwickelte **Angstbeseitigungsmethode**, sprich **Überlebensmethode** immer wieder angewandt, ob in realer oder vermeintlicher Gefahr. So kann es sein, dass für alltägliche Dinge keine Kraft mehr bleibt, vielleicht sogar nicht einmal mehr für Zähne putzen, aufrechtes Gehen, Vokabeln lernen oder sonstige bürgerliche Ziele. Alle bürgerlichen Ziele können dem frühtraumatisierten, hochauffälligen Kind zudem als sinnlos erscheinen, da sie nicht an das Erfolgsgefühl des Überlebens heranreichen. Viele vermeintliche Probleme des Kindes werden infolgedessen mit Hilfe der **Überlebensmethode** gelöst.

Warum kann man dann dem frühtraumatisierten, hochproblematischen Kind nicht einfach mit Liebe und Geduld oder im Gespräch deutlich machen, dass es keine Angst mehr zu haben braucht? - Man kann es deshalb nicht, **weil es wahrscheinlich kein Vertrauen in Sie und in Ihre Worte hat. Es hat vielleicht keinerlei Vertrauen mehr in die Menschen und in die Welt**, entweder überhaupt nicht mehr oder nur in bestimmten Bereichen nicht mehr. Und damit sind Sie vom Kind nicht persönlich gemeint, denn Sie sind nicht schuld an der Frühtraumatisierung. Sie dürfen dieses Nichtvertrauen auf gar keinen Fall persönlich nehmen - **Sie sind nicht gemeint!** Wenn Sie das Problem mit einem Gespräch lösen könnten, hätte das Kind kein wirkliches Überlebensproblem, es wäre vollkommen gesund und würde sofort erkennen, dass es heute keine Angst mehr zu haben braucht.

Aber so ist es eben gerade meist nicht bei frühtraumatisierten, hochauffälligen Kindern. Sie sind frühtraumatisiert und hochauffällig, das heißt, sie haben als kleinste Kinder kein Vertrauen in ihre Umwelt haben dürfen, **es war keiner da, der sie rettete**, sie waren in der Todessituation vollkommen allein und hilflos den äußeren Gefahren ausgesetzt. Wie sollen solche Kinder einfach nur deswegen Vertrauen fassen, weil jemand eine Zeit lang lieb und geduldig mit ihnen war und ein gutes Gespräch mit ihnen führte? Die Heilung dieser frühtraumatisierten, hochproblematischen Kinder kommt unter Umständen nur ganz langsam voran, vielleicht noch nicht einmal sichtbar, und dauert viele, viele Jahre. Die beste Voraussetzung für die Heilung ist der sichere Hafen einer intakten Partnerschaft oder eines alleinerziehenden Menschen, der Kraft genug hat, diese Aufgabe zu bewältigen, und dem genügend Helfer zur Seite stehen. Dieser sichere Hafen entsteht für das Kind durch absolute Ruhe, bedingungslose Zugehörigkeit, wahre Liebe, warme Geborgenheit, lückenlose Sicherheit, eine nicht abreißen wollende Geduld und ein eisernes Durchhaltevermögen von Seiten der Pflegeeltern über viele Jahre. **Sie müssen möglicherweise als Pflege- und Adoptiveltern bereit sein, die gleichen Belastungen auf sich zu nehmen, wie das Kind sie in frühester Kindheit erlebte. In ihrem eigenen Wohnzimmer könnte ihr Kind Sie möglicherweise in Situationen der Ohnmacht und der Angst bringen. Diesmal wären Sie ein Teil des Geschehens und könnten, wenn Heilung das Ziel sein soll, nicht entfliehen.** Dies alles sollten Sie sich vor der Aufnahme sehr deutlich machen, denn ist das Kind erst einmal bei Ihnen, tragen Sie eine hohe Verantwortung und sind, ob Sie wollen oder nicht, mit dem Schicksal dieses Kindes für immer verbunden.

Trotzdem lohnt sich dieses Opfer, denn es gibt ja nicht nur schwierige Situationen mit diesen Kindern, sondern auch unendlich viele schöne Begebenheiten mit ihnen, die so kostbar werden durch die Einzigartigkeit dieser Kinder. Sie haben sich bei allem Leid so viele positive Seiten bewahrt oder vielleicht auch erst dadurch entwickeln können, die Sie in dieser Intensität bei „normalen Kindern" selten finden. So können diese Kinder für Ihr Leben eine unendliche Bereicherung darstellen. Sie zeigen Ihnen viele menschliche Werte, die Sie sonst nicht kennen gelernt hätten. Es sind Momente, an die Sie sich gerne froh und dankbar zurückerinnern. Mit ein bisschen Glück wird es Ihnen vergönnt sein, eine Kinderseele zu retten - was kann im Leben wertvoller sein?

Um dies zu schaffen, sollten Sie die **Überlebensstrategie**, die das Kind immer wieder anwendet, durchschauen. Es ist notwendig zu verstehen, warum eine Hinwendung für das frühtraumatisierte, hochproblematische Pflege- und Adoptivkind zum bürgerlichen, normalen Verhalten sinnlos erscheint. Für das Kind ist es ein ständiger Kampf ums Überleben, Tag für Tag, Stunde für Stunde.

In jeder Minute, in der sich das Kind „normal" verhält und Sie nicht gerade wieder in seine Überlebensstrategien einspinnt, zeigt sich entweder ein gesunder

Anteil des Kindes, der verschont geblieben ist, oder **einfach ein „Wunder", das Sie als solches sehen sollten**. „Normalität" ist nicht „normal" bei den frühtraumatisierten, hochproblematischen Pflege- und Adoptivkindern. Für sie ist ihr **„abweichendes" Verhalten normal**. Für Sie als begleitende Pflege- und Adoptiveltern ist es wichtig, die **„normalen" Verhaltensweisen** und -anteile **stärker** zu **würdigen** und **jede Normalität**, die sonst bei diesem Kind in einem bestimmten Bereich nicht üblich ist, **als persönlichen Erfolg zu verbuchen**. Sie haben diese normalen Minuten mit Ihrer Kraft, Ihrer Arbeit, Ihrer Geduld und Ihrem Durchhaltevermögen möglich gemacht. Das ist eine nicht hoch genug einzuschätzende Leistung. Leider wird dies viel zu wenig gesehen, weder von den Pflege- und Adoptiveltern selbst, noch von dem begleitenden Umfeld. Jede Normalität, die Ihr Pflege- und Adoptivkind nicht mit in Ihre Familie brachte und die dann plötzlich auftaucht, sei es auch nur für wenige Minuten, verdient Ihre innerliche Beachtung und Ihr Wissen darum, dass Sie, bezogen auf dieses Problem, schon auf einem guten Weg sind.

Jetzt kommt ein weiterer wichtiger Punkt, der schon in dem Beispiel des Überfalls im Park auftauchte. Ich zitiere noch einmal den Schluss des Absatzes: „...In diesem Moment beschließen Sie aus dieser angstvollen, übermächtigen Situation herauszukommen - Sie wollen nur eines: Überleben und diese unerträgliche Todesangst nicht mehr spüren. Dieses Überleben wird Ihnen so wichtig, dass Sie bereit sein werden, ohne Rücksicht auf Verluste - sei es auf Ihrer eigenen oder auf der anderen Seite - alles dafür zu geben: Ihr ganzes Know-How, Ihre ganze Kraft, und Ihre ganze Ausdauer..."

Wie die Kinder ihr ganzes Know-How einsetzen, haben wir schon gehört. All ihr Können, all ihre Begabungen und ihre gesamte Energie fließen unmittelbar in ihre Überlebensstrategie und deren Perfektionierung. Wieder mit der Einschränkung, dass dies bei vielen oder auch nur bei einigen Teilgebieten des Lebens geschieht, bis dahin, dass es natürlich auch unauffällige Pflege- und Adoptivkinder gibt. Was ist aber mit der Kraft und der Ausdauer, die Sie als gesunder Erwachsener bereit sind, in Todesangst einzusetzen, wovon im ersten Absatz dieses Kapitels die Rede war?

Sie kennen das vielleicht: Kommen Sie in eine extreme Gefahrensituation, können Sie auf einmal so schnell laufen wie niemals zuvor. Sie haben Bärenkräfte, die Sie bislang nicht von sich kannten, und Sie haben eine bisher noch nicht gekannte Ausdauer. Der Mensch ist so geschaffen, dass er in Gefahrensituationen Kräfte mobilisieren kann, die er im Alltag nicht besitzt. Auch das hochauffällige, frühtraumatisierte Pflege- und Adoptivkind bringt in den Situationen, in denen es aus seiner Sicht um sein Überleben geht, Bärenkräfte auf, dreht zu körperlichen Höchstleistungen auf und hat auf einmal eine Ausdauer, die dem Kind sonst nicht zu Eigen ist.

Diese **Überlebenssituation** kann bei hochauffälligen, frühtraumatisierten Pflege- und Adoptivkindern sehr schnell erreicht sein: Ein Blatt, das vom Boden aufgehoben werden soll, eine Butter, die zurück in den Kühlschrank gestellt werden soll, das versehentliche Aufdecken einer für alle offensichtlichen sehr deutlichen Lüge des Kindes, das reicht schon. Die kleinsten Kleinigkeiten des Alltags können die manchmal ungeheuer große Lawine der **Überlebenssituation** auslösen mit allem, was dazu gehört. In diesem Moment und für eine gewisse Zeitspanne kann einem hochauffälligen, frühtraumatisierten Kind alles egal sein: Es ist bereit, alles zu zerstören und kennt scheinbar keine Grenzen mehr. Bitte bedenken Sie hier wieder - es ist nicht bei jedem hochauffälligen, frühtraumatisierten Kind so und nicht bei jedem in gleicher Weise.

In dieser Situation kann später der Jugendliche bereit sein, seine Pflege- oder Adoptiveltern aufs Übelste zu beschimpfen, sie körperlich anzugreifen und dies im Nachhinein so darzustellen, als sei der Erwachsene schuld gewesen. Es kann Gegenstände in der Wohnung zerstören, einen Riesenradau und Terror veranstalten, und zwar in einer Form, die sich jemand, der diese Situation noch nie erlebt hat, gar nicht vorstellen kann. Danach wird es möglicherweise in einer Notgruppe für misshandelte und missbrauchte Kinder Schutz suchen, dort den lieben, freundlichen, umgänglichen, vernünftigen und unschuldigen Jugendlichen spielen, damit viel Mitleid erheischen und die Pflege- und Adoptiveltern auf das Übelste und Folgenschwerste denunzieren. Das Kind schreckt in solcher Situation nicht vor Taten zurück, die sein jetziges Leben und seine Zukunft dauerhaft schädigen. So kann es sein, dass das jugendliche Pflege- und Adoptivkind in einer solchen Krisensituation, deren Auslöser in einer nichtigen Situation zu suchen ist, zum Jugendamt geht und eine Geschichte nach der anderen erzählt, warum es jetzt unbedingt ins Heim müsse. Die Geschichten entbehren häufig jeder Grundlage, sind aber so geschickt erzählt, dass sie die Phantasie des Zuhörers anregen und er sich den Rest denken kann. Leider wird man damit als nichtsahnender Außenstehender häufig benutzt und kommt zu den völlig falschen Schlüssen. Das frühtraumatisierte Kind jedoch kann sich geschickt aus der Affäre ziehen, denn es hat ja nur die Wahrheit gesagt, leider oft eine sehr verdrehte Form der Wahrheit.

Was steckt hinter dieser freiwilligen Weggabe, wenn das Kind plötzlich sagt, es will die Pflegefamilie verlassen und in ein Heim? Was veranlasst das Kind mit scheinbar vollster Überzeugung, gegen seine eigenen wahren Gefühle zu sprechen und zu handeln? Das ist doch das, was das Kind ganz tief im Innern unausgesprochen am meisten befürchtet: den erneuten Rausschmiss aus der Pflege- oder Adoptivfamilie. Warum also macht es dies häufig selbst?

Auch dies ist eine Überlebensstrategie. Unternimmt das Kind den **Schritt der Weggabe selbst**, ist es den Pflege- und Adoptiveltern vermeintlich **zuvorgekommen** und ist so die Angst vor der Weggabe mit einem Schlag los, denn dort, wo man schon ausgezogen ist, kann man nicht mehr rausfliegen! Jetzt ist zwar nicht das erreicht, was das Kind eigentlich wollte, nämlich um jeden Preis bei seinen Pflege- und Adoptiveltern bleiben; aber die Angst vor dem vermeintlichen Rausschmiss ist für den Moment für das Kind besiegt, und das ist in diesem Augenblick Motiv genug, alles Wichtige zu zerstören. Das Kind kann sich eben nicht vorstellen, dass es liebenswert sein könnte. Zu oft hat es erfahren, dass es schlecht behandelt wurde und „weg musste". Das Kind hat dabei nicht die äußeren Umstände gesehen, die zu den vielen Verletzungen und Trennungen führten, sondern denkt und fühlt, dass es selbst die Ursache dieses ablehnenden Verhaltens ist. Es denkt, „Ich bin so schlimm und fürchterlich, dass mir diese Dinge eben passieren". Es ist so überzeugt davon, dass die Pflege- und Adoptiveltern es weggeben, dass es zum Teil den vorangehenden auslösenden Streit eigens inszeniert, um für sich und die anderen „einen Grund zu haben", endlich zu gehen. Da werden gewünschte ärgerliche Reaktionen absichtlich provoziert. Dieser Trick gelingt eigentlich fast immer, denn Ihr Pflege- und Adoptivkind kennt Sie persönlich sehr genau. Leider sieht man diesen Zusammenhang als begleitender Erwachsener oft erst viel zu spät.

Aus dem gleichen Motiv wie oben beschrieben, rufen hochproblematische, frühtraumatisierte Pflege- und Adoptivkinder eine kritische Situation hervor, weil sie innerlich annehmen, die kritische Situation käme sowieso. Dann haben sie die Zügel besser in der Hand und bestimmen Ort, Zeitpunkt und die handelnden Personen der schlechten Stimmung oder des Streites selbst. Es kann also sein, dass hochproblematische, frühtraumatisierte Pflege- und Adoptivkinder nur deswegen einen Streit provozieren, weil sie den vermeintlichen zukünftigen Streit, den sie ohnmächtig auf sich zukommen sehen, vorwegnehmen wollen, aber nun unter ihrer Regie. Dies bezähmt ihre Angst.

Ein guter Tipp für Erziehende von hochproblematischen, frühtraumatisierten Kindern in jeglicher Krisensituation: **um jeden Preis ruhig bleiben und sich nicht provozieren lassen**, denn das kann schon die Falle sein, die geschickt gelegt wurde. Wenn ich hier von „Falle" rede und von „geschicktem Legen", so ist hiermit **keine böse Absicht des Kindes** verbunden, sondern es zeigt sich ein tiefer Überlebenswille und der Wunsch, die Todesangst und die Ohnmacht nicht mehr spüren zu müssen. **Das Kind handelt also aus einer seelischen Not heraus** und macht das, was jeder von uns in Todesgefahr tun würde: **sein Leben retten**. Diese Prozesse sind dem Kind lange Zeit nicht bewusst, aber wir als Erwachsene sollten sie immer besser erkennen lernen, um das Kind bei seiner Heilung begleiten zu können.

Wenden wir uns noch einmal dem Ruhigbleiben und sich nicht provozieren lassen zu. Das heißt nicht, dass Sie sich alles gefallen lassen müssen, sondern es geht darum zu erkennen, in welchen Situationen man noch reagieren kann und in welchen Momenten man einfach ohnmächtig ist. Bei kleinen Kindern wird es sicherlich noch ein Leichtes sein, sie bei Tobsuchtsanfällen oder Schreiattacken in eine **Auszeit-Situation** zu manövrieren. Ein sehr kleines Kind würde man zum Beispiel in seinen Laufstall bringen. Dort kann es eine Weile bis zu seiner Beruhigung mit oder ohne den Erwachsenen verbringen.

Schwieriger wird es bei starken und großen Jugendlichen, die man schon kräftemäßig in keine Auszeit befördern kann; da folgt die Konsequenz dann einfach später. Um Schaden zu vermeiden, kann man in der Krisensituation einzelne Räume, in denen sich das Kind nicht aufhält, abschließen; dann kann das Kind wenigstens nur den Raum zerstören, in dem es sich gerade befindet. Wichtig: Immer einen ebenerdigen Fluchtweg für den Jugendlichen nach draußen ermöglichen, schließen Sie den Jugendlichen niemals in einer solchen Situation ein! Sonst geht der Überlebenstrieb erst richtig los und Sie werden den Kürzeren ziehen!

Beruhigt das Kind sich gar nicht und haben Sie Angst um Ihr Mobiliar, dann kann es sein, dass Sie besser **„die Bühne verlassen“**, also den Raum, die Etage oder auch eventuell die Wohnung oder das Haus, denn **nichts ist langweiliger als eine Bühne ohne Zuschauer**. Meist beruhigt sich das Kind ohne Zuschauer wie von selbst. Dies trifft nicht auf jedes hochauffällige Pflege- und Adoptivkind zu, aber es funktioniert häufig.

Beobachten Sie auch genau, was Ihr Kind zerstört und umherschmeißt. Häufig sind es laut spektakulär krachende oder gut sichtbare Dinge, die durch die Luft fliegen, um den Eindruck zu erwecken, es würde hier wirklich etwas zerstört. Wenn man sich aber das Chaos mit Abstand besieht, merkt man auf einmal: Es ist eigentlich nichts Aufregendes passiert. Eine große Plastikwanne flog durch die Luft, sie wurde aber vom Kind so geworfen, dass außer lautem Scheppern nichts passierte. Der gesamte Kleiderinhalt eines Schrankes im Flur flog Pulli für Pulli, T-Shirt für T-Shirt und Kleid für Kleid sehr beeindruckend durch die Luft - für eine Zeit hatte man den Eindruck, der gesamte Luftraum in der Wohnung sei voller Gegenstände. Denken Sie hier immer an das Imponieren-wollen, um den Höhlenbären bei Gefahr in die Flucht zu jagen.

In Wirklichkeit ist nichts passiert, der Schaden beläuft sich lediglich auf eine stundenlange, vielleicht mühsame Faltarbeit. Schaut man dann später genauer, so wurde die kostbare Marmorbüste samt der antiken Kommode, die auch in Reichweite des Kindes standen, absolut verschont. Sie stehen nach wie vor unangetastet dort. Und ... nicht zu vergessen, die zarte goldene Kette, ein Geschenk der Pflegemutter an das Kind, blieb auch unversehrt am Hals.

Es soll also nur der Eindruck erweckt werden, das Kind laufe blind vor Wut rücksichtslos zerstörend durch die Wohnung. Das Kind möchte damit bezwecken, Ihnen so zu imponieren, dass Sie nachgeben oder ganz aufgeben. So wird aus der Sicht des Kindes der Aggressor unschädlich gemacht und das Kind hätte dann ein weiteres Mal das Gefühl „überlebt“ zu haben. Zum Aggressor wurden Sie für Ihr Pflege- und Adoptivkind eventuell schon durch Ihre reine Existenz. Es kann sein, dass die normale alltägliche Situation, die Auslöser des Streites war, das Kind lediglich an eine frühere Situation erinnerte, so dass es dann zuschlug.

Es mag die Frage aufkommen, warum es gerade Sie als Adoptiv- und Pflegeeltern trifft? Warum es also gerade denjenigen trifft, der am meisten für das Kind tut? Das Kind wurde früher durch die ihm nächststehende Person frühtraumatisiert; jetzt trifft es stellvertretend Sie, denn Sie sind jetzt die nächststehende Person. **Sie als Mensch sind in keiner Sekunde gemeint, und man muss erst lernen, die Auseinandersetzungen nicht persönlich zu nehmen**. Nicht Sie, sondern den Aggressor von früher, der für die Frühtraumatisierung verantwortlich ist, ihn gilt es zu vernichten, denn dieser Aggressor bedeutete in der früheren Realität des Kindes eine Lebensgefahr. Dies ist dem Kind natürlich zu keiner Zeit bewusst, denn sonst könnte es die Traumatisierung bereits verarbeiten. Diese Realität der Lebensgefahr durch den Aggressor von damals kommt in Form von diffuser Todesangst - als solche aber für das Kind nicht bewusst erkennbar - entweder von Zeit zu Zeit wieder hoch oder ist unter Umständen sogar ständig präsent. Dies kann mit ein Grund für das unendliche Misstrauen dieser Kinder sein. Überall lauert für sie die Gefahr. Sie kommt von außen und von innen heraus.

Heute trifft Sie der Streit mit voller Wucht, und das einzige, was Sie getan haben, ist es, zuverlässig für alle Belange dieses Kindes da zu sein. Aber genau das braucht das Kind zur Heilung: Ihre zuverlässige Anwesenheit und Liebe, Ihren Kampf, den Sie für das Kind bereit sind auf sich zu nehmen, Ihre Opfer, die Sie geben. Nur durch diese Liebe und Nähe einer tiefen und engen Beziehung lernt das Kind langsam und mit der Zeit, Schritt für Schritt, Vertrauen zu fassen. Genauer betrachtet, ist die oben beschriebene Situation, so paradox es klingt, ein Vertrauensbeweis des Kindes, denn das Kind sagt Ihnen damit: **„Jetzt bist Du die wichtigste Person in meinen Leben, der ich am meisten nahe stehe!“**

Glücklicherweise sind die Kinder sehr verschieden, und längst nicht alle Pflege- und Adoptivkinder zeigen so enorme Aggressionen. Ich möchte Ihnen aber aufzeigen, was geschehen könnte, damit Sie im Sinne des Kindes darauf vorbereitet sind, wenn es dann passiert. Selbst Kinder, die diese stark aggressiven Tendenzen zeigen, verhalten sich nicht unbedingt täglich und immerfort so. Es gibt Kinder, die ein solches Verhalten ab und zu ohne Vorwarnung zeigen, und es gibt andere

Kinder, die schon morgens mit einer bestimmten Stimmung aufwachen, und man weiß gleich: „Oh, oh, heute besser mal sehr wachsam sein und sich darauf einrichten. Im Ernstfall sollte ich heute besser ruhig und gelassen bleiben."

Beginnen Sie auf gar keinen Fall in einer Krisensituation oder in der Eskalation zu argumentieren, zu diskutieren oder es gar auf eine Macht- oder Kraftprobe ankommen zu lassen, sondern versuchen Sie, durch ruhiges, überlegtes und geschicktes Handeln im Hintergrund den Schaden zu begrenzen oder zu beenden, denn: **„Mit Betrunkenen verhandelt man nicht!"**

Teilen Sie dem Kind niemals im Streit etwas mit, sondern warten Sie ab, bis die Situation sich entspannt hat. Dann sind die Kinder wieder offen für vernünftige Argumente und Gespräche. In der Wut steigern sich aggressive, frühtraumatisierte Kinder bei vielleicht wohlmeinendem auf das Kind Einreden meist immer mehr in ihre Wut hinein.

Manchmal schafft man es als Erwachsener nicht, ruhig und geduldig zu bleiben, manchmal schafft man es auch nicht zu warten, bis die kritische Situation sich beruhigt hat. Dann ist es eben so, Sie können es in diesem Moment nicht mehr ändern und es ist auch nur menschlich. Wichtig ist, dass die deutlich spürbaren Konsequenzen folgen, aber auf jeden Fall erst nach einer offensichtlichen Beruhigung der Eskalation, dies gilt vornehmlich für Jugendliche. Bei kleinen Kindern sollte die Konsequenz noch einen unmittelbaren zeitlichen Zusammenhang mit der Tat haben, denn kleine Kinder leben im Hier und Jetzt.

Konsequenzen müssen auch nicht laut und drohend angekündigt werden - damit setzen Sie sich nur selbst unter Zugzwang und das hochproblematische, frühtraumatisierte Kind hat eine weitere Möglichkeit Sie zu kontrollieren (siehe ab Seite 144). Sondern eine Konsequenz kann plötzlich da sein, am Besten in einer freundlichen, ganz natürlichen Weise und **bitte immer die kleinstmöglichen Konsequenzen wählen, aber die größtnötigen**. Reagiert ihr Pflege- und Adoptivkind schon auf kleinste Regungen von Ihnen wie zum Beispiel auf einen Blick von Ihnen oder das Hochziehen Ihrer Augenbraue, reicht das als Konsequenz völlig aus.

Grundsätzlich gilt: In den Bereichen, in denen sich ihr Kind sich ganz normal verhält, können Sie ihm auch eine ganz normale Erziehung angedeihen lassen. Dort, wo das Verhalten ins Auffällige oder gar Hochauffällige wechselt, wird ein spezielle Pädagogik notwendig. Hierzu mehr im Buch über die spezielle Pädagogik.

Je kleiner das Kind, um so zeitnaher muss wie schon oben erwähnt die Konsequenz erfolgen. Bei Jugendlichen können die Konsequenzen auch erst einige Tage oder sogar erst einige Wochen später erfolgen. Je weniger ein frühtraumatisierter, hochauffälliger Jugendlicher scheinbar auf Konsequenzen reagiert und Sie sich dem Jugendlichen gegenüber ohnmächtig fühlen, um so wichtiger wird es, dass man keine einzige Konsequenz vergisst, gerade dann wenn die Situation sich längst wieder beruhigt hat und keiner mehr daran denkt. Sie erhöhen den Erfolg Ihrer Konsequenz, wenn Sie sich angewöhnen die Konsequenz mit etwas Positiven zu verknüpfen. Gut kann man dies erklären bei einer Auszeit für ein kleineres Kind, welches man zum Beispiel in den Laufstall, ins Bett oder in sein Zimmer stellt. Dies alleine ist Konsequenz genug, man braucht dabei seine Wut nicht noch durch lautes Reden, Brüllen oder unwirsche Bewegungen zum Ausdruck zu bringen. Man kann dem Kind ruhig signalisieren, dass man bei aller Konsequenz das Kind noch genauso liebt wie vorher, in dem man in seinen Gesten und Bewegungen langsam und ruhig bleibt, eine freundliche Stimme hat und man das Kind behutsam dort absetzt, wo man es für seine Auszeit haben möchte. Bei einem schwierigen, rebellischen Jugendlichen wird dies schon schwieriger, deswegen sollte man dringend einen Zeitpunkt abwarten, an dem die Stimmung wieder besser ist. Vielleicht ist es sogar ein Zeitpunkt, an dem man vernünftig und freundlich mit dem Jugendlichen sprechen kann, weil der Streit vielleicht schon einige Zeit her ist oder man gerade eine schöne Unternehmung mit dem Jugendlichen macht. Mit dem Schönen verbindet man dann die Mitteilung der Konsequenz. Wenn Sie Glück haben ist der Jugendliche sogar einsichtig, ansonsten ist der Ausbruch des Jugendlichen um Sie natürlich wieder von ihrer Konsequenz abzubringen, nicht so schlimm, als wenn Sie die Konsequenz mitten in einem Streit verkünden. Mit ein wenig Fingerspitzengefühl werden Sie den richtigen Weg finden, Ihre Konsequenzen durchzuführen.

Die Durchführung der Konsequenz bewirkt Folgendes: Im Streit mag der Jugendliche das Gefühl gehabt haben, dass er groß und mächtig war. Durch die später unerwartet eintreffende Konsequenz aber, die unangenehm ist und für die es keine Vorwarnung gab, lernt der Jugendliche: Sie als Person zu respektieren und sich an Ihre aufgestellten Regeln zu halten. Das Einhalten Ihrer Regeln schützt letztendlich Ihr Kind vor unendlichem Schaden, den es sich unter Umständen zufügen kann. Natürlich setzt dies voraus, dass es sich um sinnvolle Regeln handelt, die das Kind auf seinem heilenden Weg unterstützen und stärken. Wichtig ist noch mal zu betonen: Dieser Rat, dass Sie keine Konsequenz vergessen dürfen, gilt nur für Jugendliche, die Sie scheinbar mit keiner Konsequenz erreichen. Wenn Sie diesen Rat aber geschickt umsetzen, wird der Jugendliche in Zukunft vorsichtiger in Krisensituationen reagieren. Wenn Sie dies nur konsequent genug mit jedem Streit immer wieder durchführen, lernt der Jugendliche langsam, wie ein normaler Jugendlicher zu reagieren, denn bestimmte Grenzen überschreiten leibliche Kinder in der Regel nicht.

Das kennen Sie sicherlich aus Ihrer eigenen Kindheit: Sie haben Ihre Eltern vielleicht bis aufs Blut geärgert, aber irgendwann war „Halt". Irgendwann tauchte eine Schranke in Ihnen auf und Sie hörten auf zu streiten. Das war das instinktive Wissen um alles, was Ihre Eltern bisher für Sie getan hatten, das instinktive Wissen um die Liebe der Eltern zu Ihnen und Ihre Liebe zu den Eltern und vielleicht auch ein wenig Mitleid mit Ihren Eltern, mit denen Sie innerlich, bei allem Streit und bei all ihren Fehlern, doch sehr verbunden waren. Genau diese Gefühle kennen viele Pflege- und Adoptivkinder entweder gar nicht oder nur in Anteilen. Das erklärt an einigen Stellen, warum Pflege- und Adoptivkinder immer wieder bereit sind, die pädagogischen, psychischen und physischen Grenzen der Pflege- und Adoptiveltern zu überschreiten und dies nicht nur leicht, sondern immer weiter und ohne Rücksicht auf Verluste.

Gibt es noch einen Grund dafür, dass die Pflege- und Adoptivkinder weiterhin bereit sind, alle Grenzen zu überschreiten? - Denken Sie immer daran, **es ist und bleibt ein Überlebenskampf**, solange es noch nicht geheilte Anteile der Frühtraumatisierung gibt. Und in diesem Verlauf ist das betreffende Kind bereit, alle Verluste in Kauf zu nehmen. Wenn es um das Überleben geht, sind dem Kind in diesem Moment Ihre Gefühle egal, Ihre scheinbar willkürlich gesteckten pädagogischen Grenzen, aber auch Ihre persönlichen Grenzen spielen keine Rolle mehr. Jetzt zählt nur noch eins, nämlich das vermeintliche Überleben.

An der gleichen Stelle erklärt sich auch, warum Sie in der Krise nicht mit Betrunkenen verhandeln sollen und warum Sie auf jeden Fall vermeiden sollten, in einer Krisensituation mit dem Kind zu argumentieren, zu diskutieren oder gar konfrontative Macht- oder Kraftproben zu beginnen. Es ist ganz leicht: **Sie ziehen auf jeden Fall in dieser Situation den Kürzeren**; denn bedenken Sie immer wieder: Für das Kind ist es kein alltäglicher Streit wie für Sie, **aus Sicht des Kindes geht es um das nackte Überleben!** In einer solchen Situation werden, wie schon oben anhand des Überfalls im nächtlichen Park beschrieben, plötzlich Kräfte mit einer Ausdauer freigesetzt, die man sich im Alltagsleben nicht erträumen würde. Diese Kräfte walten in der Überlebenssituation auf allen Ebenen. Das Kind wird in diesem Moment mehr Muskelkraft besitzen, seine Macht geschickter und intelligenter als Sie auszuspielen wissen, besser und vor allen Dingen langanhaltender diskutieren können und Ihnen mit einer erstaunlichen Energie die Worte im Mund umzudrehen wissen. Gegen die Kräfte, die in einer Überlebenssituation eingesetzt werden, kommen Sie ab einem gewissen Alter des Kindes nicht mehr an. Sie sollten auch gar nicht erst versuchen dagegen an zu kommen, denn Ihre Kräfte sind und bleiben auf Alltagssituationen gepolt, dazu sind Sie zu gesund! Das heißt aber bitte nicht, dass Sie sich alles gefallen lassen. Sie können dort Schadensbegrenzung vornehmen, wo Sie dieses auch ohne Konfrontation unbeachtet durchführen können oder wo es Ihnen wichtig erscheint, wenn zum Beispiel ein wertvolles Erbstück gefährdet ist oder Sie in reiner Notwehr handeln. **Sie sollten aber in jedem Fall nach Beruhigung der Situation dem Kind in aller Deutlichkeit Ihre Konsequenzen zeigen.**

So wäre es dringend wichtig, den **Überlebensmechanismus** beim Kind möglichst früh aufzuheben, solange es noch klein genug ist, so dass Sie Ihre klaren und direkten Konsequenzen ziehen können. Ab einem bestimmten Alter können Sie nur noch geschickte Schadensbegrenzungen vornehmen und Ihre Konsequenzen später ziehen.

Ebenfalls mit dem **Überlebenskampf** erklärt sich, warum diese hochauffälligen, frühtraumatisierten Kinder so schwer von ihren falschen Strategien abzubringen sind. Alles wird egal, wenn man überleben will. Selbst vernünftige, bürgerliche, auch dem Kind einsichtige Argumente werden unerheblich - wichtig ist das Überleben. Diese hochauffälligen, frühtraumatisierten Kinder halten an der **Überle-**

bensstrategie mit all der Kraft und Ausdauer, die ein ums Überleben Kämpfender nur aufbringen kann, um jeden Preis fest. Sie haben überlebt. Sie waren damit so erfolgreich wie nie zuvor in ihrem Leben, und hinter all dem abnormen und abstrusen Verhalten des Kindes steht häufig nur ein Gedanke: „Wenn ich die Überlebensstrategie nicht mehr anwende, sterbe ich!" Meist ist dies dem Kinde nicht bewusst, aber dennoch **ist es für das Kind ein ständiger Kampf ums Überleben, immer wieder, immer wieder.**

Um dem Kind eine Heilung zu ermöglichen, muss man den Teufelskreis der Angst und der Angstbeseitigungsstrategie, der Todesangst und des Überlebenskampfes, der Ohnmacht und der Macht- und Kontrollstrategie beenden. Ansonsten beginnt ewig alles wieder von vorn, es ändert sich nichts, das Kind bleibt stehen. Den Teufelskreis zu durchbrechen, wird nur gelingen, wenn Sie lernen, aus dem Verhalten des Kindes herauszulesen, ob Sie gerade zum Opfer einer Strategie werden oder ob es sich um einen „normalen" Streit handelt. Sie werden nur Erfolg haben, wenn Sie lernen, in jeder noch so provokativen Situation ganz ruhig und unbeteiligt zu bleiben, sich nicht aus der Reserve locken zu lassen, sondern sehr strukturiert, freundlich und konsequent vorzugehen.

Der Prozess, einen Teufelskreis zu durchbrechen, ist bei frühtraumatisierten, hochauffälligen Pflege- und Adoptivkindern ein sehr langer und steiniger Weg mit vielen Opfern auf Ihrer Seite. Man wäre übermenschlich, wenn man alle für die Heilung benötigten Eigenschaften schon in das Pflege- oder Adoptivverhältnis mitbringen würde. Also, machen Sie sich für die Heilung des Ihnen anvertrauten Kindes auf den Weg. **Erziehung ist Selbsterziehung!** Bringen Sie sich Schritt für Schritt bei, in Krisensituationen immer gelassener zu werden, sich immer weniger provozieren zu lassen, immer seltener zu diskutieren, zu argumentieren, sich immer weniger auf konfrontative Kraft- und Machtproben einzulassen, immer konsequenter und strukturierter zu handeln und letztendlich auch **immer besser und differenzierter die Überlebensstrategie in Ihrem Kind deutlich zu erkennen**.

Es ist überhaupt nicht schlimm, wenn Ihnen dieses nicht auf Anhieb gelingt. Im Gegenteil: Das ist normal. Der erste Schritt besteht manchmal darin, überhaupt die Überlebensstrategien zu erkennen. Am Anfang wird dies nicht immer gelingen. Erst im zweiten Schritt kommt man langsam dazu, auch die eigenen Reaktionen Schritt für Schritt zu verändern. Das braucht Zeit. **Gestehen Sie sich diese Zeit zu und betrachten Sie es als eine langjährige Ausbildung**. So werden Sie von Krise zu Krise immer mehr zum Profi.

So wenig die Heilung sich von einem auf den anderen Tag vollzieht, so wenig verschwindet auch die Überlebensstrategie plötzlich wie durch ein Wunder von einem Tag auf den anderen, sondern **die Überlebensstrategie durchläuft auf dem Weg zur Heilung eine Verwandlung**. Solange Sie die Überlebensstrategie gar nicht, nur sehr schwer oder nur sehr selten bei Ihrem Kind entdecken, ist das Kind entweder schon gesund oder auf dem Wege dahin oder Sie sind noch nicht richtig im Erkennen der Merkmale geschult, oder Sie durchschauen die Überlebensstrategie deswegen noch nicht, weil gerade eben diese Strategie noch zu stark wirkt und vom Kind noch zu perfekt getarnt wird. Diese Tarnung dient dem Kind hier als Schutz. Sie ermöglicht ihm, nach außen ein Verhalten zu zeigen, welches den Betrachter vom eigentlichen Problem - nämlich der Todesangst und der Überlebensstrategie - ablenkt. So kann das Kind durch eine perfekte Tarnung in seinen Augen scheinbar ungestört überleben. Perfekt muss das Ganze deswegen sein, weil das Kind nicht vielleicht, sondern ganz sicher überleben will. Das System darf daher keine Löcher aufweisen.

Wird die Überlebensstrategie weiterhin perfekt vom Kind angewandt, so heißt das, dass man von einer Heilung noch sehr weit entfernt ist, denn das Kind kämpft aus Kindessicht noch immer um das tatsächliche Überleben. Je länger es bei Ihnen wohnt und dort in einem sicheren Hafen die absolute Ruhe, die bedingungslose Zugehörigkeit, die wahre Liebe, die warme Geborgenheit, die lückenlose Sicherheit, Ihre unerschöpfliche Engelsgeduld, Ihre Konsequenz, Ihre Struktur und Ihr eisernes Durchhaltevermögen erleben darf, um so gesünder wird es Stück für Stück werden. Die Gesundung erkennt man daran, dass der Überlebensmechanismus immer durchschaubarer wird, bis sich schließlich kabarettreife Szenen vor Ihren Augen im Zeitlupentempo zum Mitschreiben abspielen, so dass wirklich jeder die Überlebensstrategie erkennt. Häufig können die Kinder dann auch mitten im Geschehen über sich selbst lachen, wenn ihre Strategie an Perfektheit abnimmt und zu bröckeln beginnt.

Warum lässt uns das Kind plötzlich „hinter seine Kulissen“ schauen, warum ist alles nicht mehr so perfekt inszeniert? **Das Kind wird gesund!** Die Todesangst hat in ihrer Stärke folglich abgenommen und mit ihrem langsamen Schwinden die Überlebensstrategie allmählich überflüssig werden lassen. Empfindet das Kind aus seiner Sicht gesehen keine Angst mehr, hat sich jede Überlebensstrategie erübrigt, und das Kind beginnt langsam, ein normales Verhalten zu zeigen. Der Weg von sichtbaren Zeichen der Auflösung bis hin zum gesunden Verhalten ist unter Umständen immer noch weit, denn viele, viele Jahre war das Kind gewohnt, sich so hochauffällig zu benehmen. Es muss sich nun auf die neue Situation einstellen und normales Verhalten erlernen. Lassen Sie sich durch die Langsamkeit des Prozesses nicht entmutigen. Das Kind braucht vielleicht noch Jahre bis zur endgültigen Heilung, aber geben Sie dem Kind diese Chance, denn Sie sind bereits auf dem richtigen Weg.

Wichtig hierbei ist aber, dass man dem Kind eine normale Umgebung bietet, denn wie soll das Kind normales Verhalten lernen, wenn es von ungesundem Verhalten umgeben ist? So bietet sich zum Beispiel an, eine Schule mit gesunden Kindern zu finden, die bereit ist, Ihr Kind mit all seinen Schwierigkeiten aufzunehmen, damit es nicht täglich wieder Verhaltens- und Lernstörungen an jeder Ecke ausgesetzt ist.

Eines muss beim Heilungsprozess beachtet werden: Eine Überlebensstrategie zeichnet sich dadurch aus, dass man Angst vor dem Sterben hat. Diese subjektiv gefühlte, aber mit hoher Wahrscheinlichkeit nicht bewusste Angst vor dem Sterben lässt diese hochauffälligen, frühtraumatisierten Kinder mit aller Macht an dieser Strategie festhalten. Merken sie jetzt, dass die Überlebensstrategie Löcher bekommt, nicht mehr so perfekt getarnt ist, erkannt wird und nicht mehr so gut wirkt, bäumt sich noch einmal alles in den Kindern auf. Mit ihrer aus der letzten Ecke hervorgeholten Kraft wollen sie noch einmal ihr Überleben sichern, weil sie annehmen, dass sie sonst sterben würden. Also kommt es gerade kurz vor der Heilung, also kurz vor dem Ziel all Ihrer Bemühungen, zu fürchterlichsten, schrecklichsten Auseinandersetzungen, denen man oft mit seiner doch begrenzten normalen Kraft kaum etwas entgegenzusetzen hat. Obwohl in diesem Stadium oder gerade weil der Überlebensmechanismus bereits so gut zu durchschauen ist, kann es sein, dass alles im letzten Augenblick noch kippt.

Nun brauchen Sie all Ihre Kraft, all Ihr Durchhaltevermögen und Hilfe von außen für sich und das Kind, damit es sich nicht aus der Familie herauskatapultiert. Wird das Kind in dieser Phase wegen Stress zu Hause oder Überforderung von seiner so gut heilenden Familie getrennt, ist ein jahrelanger, mühsamer Prozess jäh abgebrochen, den das Kind mit hoher Wahrscheinlichkeit nicht von alleine wieder aufnehmen kann. Schlimmer noch: Ist das Kind aus dem heilenden Prozess seiner Pflege- und Adoptivfamilie aus welchen Grund auch immer herausgerissen, können sich die alten Probleme in Windeseile wieder um das Kind herum festzurren, und es kann sein, dass es innerhalb kürzester Zeit wieder ganz am Beginn seiner heilenden Entwicklung steht. Dies ist ein Schutzmechanismus des Menschen. Weil das Neue noch nicht sicher genug und ohne die heilende Pflege- und Adoptivfamilie gar nicht mehr oder nur sehr unzureichend funktioniert, sucht der Mensch sich schnell wieder die alte Strategie, die bekannt und erfolgreich erprobt ist. Auch die schon fast verschwundene Angst kann mit all ihrer Macht und Wucht zurückkommen. Deswegen ist es so wichtig, dass alle Hilfen in Richtung der heilenden Pflege- und Adoptivfamilie weisen, auch wenn dort durch das letzte Aufbäumen alles sehr schwierig und problematisch werden kann.

2. Die Vermeidungsmethode zur besseren Verdrängung der Angst

Eine weitere Methode für das frühtraumatisierte Kind, die unerträgliche Angst nicht mehr spüren zu müssen, besteht darin, jeglichen Gedanken oder jeglichen Hinweis auf diese Angst zu vermeiden, damit die Verdrängung der Angst besser gelingt.

Diese Angst, ja sogar eine nackte Existenzangst, kann man zum Beispiel durch folgende sehr alltägliche und eigentlich unspektakuläre Situation hervorrufen: Das Kind hat gerade seine Hausaufgaben gemacht, und Sie korrigieren diese nun. Sie entdecken einen Fehler und markieren diesen als Fehler. In diesem Moment rastet Ihr Pflege- und Adoptivkind vollkommen aus. Es beginnt Sie in Windeseile, so schnell kann man gar nicht denken, in eine Streitigkeit zu verwickeln, an der Sie natürlich schuld sind, sagt das Kind zumindest nach aussen. Sie reagieren auf diese Falle und beginnen zu argumentieren, sich zu verteidigen, ärgerlich zu werden und im Nu ist das passiert, was das Kind wollte: ablenken von seinem Fehler.

Was war passiert? Warum muss es von seinem Fehler ablenken und warum muss das mit Hilfe eines Streites geschehen? In dem Moment, in dem Sie den ganz natürlichen und normalen Rechtschreibfehler des Kindes entdeckt und dann auch noch durch die Markierung sichtbar gemacht haben, hat das Kind rot gesehen. Es ging natürlich überhaupt nicht um den banalen Rechtschreibfehler, sondern im Kind geschah etwas anderes: Der Rechtschreibfehler war nicht die Erinnerung daran, dass das Kind einen Fehler gemacht hatte, aus dem man die korrekte Rechtschreibung erst erlernen kann, sondern das Kind hörte Sie innerlich damit sagen: **„Du bist ein Fehler in dieser Welt!"**

Nicht nur, dass nichts und niemand das Kind an diesen Umstand, dass es ein Fehler in der Welt sein könnte, erinnern darf, es waren auch noch ausgerechnet Sie, die ihm nahestehendste Person, die das Kind noch einmal ausdrücklich mit der Markierung des Fehlers daran zu erinnern schien: „Du bist ein Fehler in dieser Welt!"

Wie kommt das Kind auf diese fixe Idee, ein Fehler in dieser Welt zu sein? Kinder, die frühtraumatisiert worden sind, machen sich natürlich schon ihre Gedanken, so klein sie auch sind, warum sie denn nicht mehr bei der Mama wohnen, die sie im Bauch hatte. Schnell kommen sie mit ihrem kindlichen oder später jugendlichen Verständnis zu dem Gedanken: **„Ich bin weggegeben worden, weil ich nicht wert bin, dass man mich liebt und behält. Ich sollte eigentlich gar nicht geboren werden, denn ich war gar nicht gewollt."**

Wenn man nicht gewollt wird auf dieser Welt, liegt doch der Schluss nahe, dass man ein Fehler ist in dieser Welt. Und eben dieser Gedanke ist so vernichtend, wenn man ihn zu nah an sich heran lässt, dass es fast eine gesunde Reaktion ist, ihn gar nicht erst zuzulassen. Also wird ein gut funktionierender Trick angewandt: Das Kind lenkt ab vom **eigentlichen Kriegsschauplatz**: „Ich bin ein Fehler" auf einen **Nebenkriegsschauplatz**. In unserem Beispiel wird die Mutter schnell in eine vollkommen andere Streitigkeit verwickelt. Dies hat zwei Vorteile für das Kind:

- Es kann sehr erfolgreich von seinem Fehler ablenken, denn der ablenkende Streit wird so perfekt auf einem Gebiet inszeniert, von dem das Kind weiß, dass die Mutter darauf anspringt und prompt mitstreitet. Schon wird im Handumdrehen der **Nebenkriegsschauplatz** zum Schlachtfeld und jeder vergisst den eigentlich entscheidenden Anlass, an dem man sich eher hätte aufhalten sollen.

- Solange man über irgendetwas Belangloses oder auch Wichtiges auf dem **Nebenkriegsschauplatz** diskutiert und streitet, kann das Kind nicht ins Tun kommen und seine Fehler korrigieren. Wenn es seine Fehler nicht korrigieren muss, weil die Mutter ja mit Streiten beschäftigt ist, kann es auch keine weiteren Fehler machen und somit auch an keine weiteren erinnert werden.

Auch diese Strategie geschieht in ihrer Perfektion **aus der tiefen seelischen Not des Kindes heraus**. Es kann verständlicherweise den Gedanken nicht mehr ertragen, ein Fehler in dieser Welt zu sein - es hat große Angst davor, nicht erwünscht, nicht gewollt zu sein und letztendlich Angst davor, nicht leben zu dürfen - deswegen auch hier die Vermeidungsmethode, um einfach nur zu überleben.

3. Die Kontroll- und Machtstrategie zur Beseitigung der Ohnmacht

Schon an vielen Stellen war in diesem Buch neben der **Angst** auch die Rede von der **Hilflosigkeit** und der **Ohnmacht** des kleinen Kindes in der Traumatisierungssituation. Das Gefühl der Ohnmacht ist umso größer, je hilfloser und kleiner das Kind zum Zeitpunkt der Frühtraumatisierung ist. Wenn Sie als Erwachsener für einen Moment noch einmal das Gefühl der absoluten Ohnmacht eines Neugeborenen zulassen, merken Sie schnell, dass man auch dieses unerträgliche Gefühl nicht lange aushält: dieses Stürzen in ein absolutes Nichts und nicht wissen, was jetzt geschehen wird.

Das frühtraumatisierte, hochproblematische Kind entscheidet sehr schnell, dass es nie wieder in seinem Leben in eine solch ohnmächtige Situation kommen will. **Nie wieder will es diese Ohnmacht spüren!**

Das Wort Ohnmacht kommt von „Ohn(e) Macht (sein)" (Ohn-macht). Nun möchte das Kind überleben und das Gegenteil von Ohnmacht, nämlich Macht und Kontrolle, erlangen. Da es um das Überleben geht, muss ein Zustand geschaffen werden, der einen zuverlässig nie wieder ohnmächtig sein lässt. So beschließt das hochproblematische, frühtraumatisierte Kind, über weite Bereiche des Lebens, manchmal auch über alle Bereiche, die Macht und Kontrolle zu erhalten. **Auch dies geschieht aus einer tiefen seelischen Not heraus und nicht aus Lust an Macht und Kontrolle**. Wieder will das Kind nur überleben, indem es die fürchterlichen Ohnmachtsgefühle nicht mehr erleben muss.

Der Erwachsene denkt sich, dass es naturgemäß für Kinder und gerade auch für sehr kleine Kinder sehr schwer sein muss, Macht und Kontrolle über alles zu haben. Aber wir werden sehen, wie „kinderleicht" es für die Kinder ist, auf eine simple Art und Weise die Macht zu erhalten. Machen Sie sich aber bitte bei allen Beschreibungen immer wieder bewusst: **Das Kind handelt aus einer tiefen seelischen Not heraus, es will einfach nur überleben und das tiefe, unermessliche Angstgefühl überwinden**. Man darf all die Handlungen und Strategien des Kindes **auf keinen Fall mit Bösartigkeit verwechseln!!!**

- Das erste, was das Kind benötigt, ist eine gute Kenntnis seiner Bezugsperson. Am Beginn von Macht und Kontrolle steht also **das Studium**. Diese Zeit des Studiums der neuen Bezugsperson ist auch der Grund, warum viele Pflege- und Adoptivkinder am Anfang zunächst gar nicht so schwierig sind. Sie sind damit beschäftigt, ihre Pflege- und Adoptiveltern und die umgebenden Bedingungen sehr gut zu erforschen.

- Wenn das Kind sicher genug ist und meint, eine **exakte Vorhersage** über das mögliche Verhalten seiner Pflege- und Adoptiveltern treffen zu können, weil jeder Mensch auf eine ihm eigene Art und Weise reagiert, beginnt das Kind mit seiner von mir so benannten **Kontroll- und Machtstrategie**, um Herr über seine Ohnmacht werden zu können.

- Es sucht sich einen Bereich seines eigenen Verhaltens aus, auf den die Eltern **ganz sicher reagieren** werden. Bei dieser sorgfältigen Prüfung fällt die Wahl mit großer Wahrscheinlichkeit auf ein stark negatives Verhalten des Kindes, denn erstens möchte das Kind eine ganz sichere Reaktion der Eltern, die es zu 100% vorhersagen kann, und zweitens braucht es auch eine starke Antwort. Positive Verhaltensweisen werden eher nicht gewählt, weil dabei die Gefahr des Übersehens durch die Erwachsenen zu groß ist.

- **Dann rechnet sich das Kind die Reaktion der Eltern auf sein stark negatives Verhalten aus**. Das ist keine schwere Sache. Stellt man zum Beispiel jemandem ein Bein, wird dieser, wenn man es richtig macht, hinfallen und „Aua" schreien. Da das Kind seine Eltern nun bis ins Detail kennt, kann es eine sehr zuverlässige Vorhersage treffen. Es weiß also, dass dann die Mutter ihr Gesicht auf eine nur ihr eigene Art und Weise verziehen wird, wie sie das immer bei Schmerz macht, dann wird sie sich an die schmerzende Stelle fassen. Schließlich wird sie sich wundern, warum sie hingefallen ist, nach dem Verursacher suchen, ihn dann unter lautem Schimpfen packen und ihn zur Strafe für eine Stunde auf sein Zimmer verweisen.

- Der nächste Schritt ist **die Tat selbst**. Das Kind stellt der Mutter tatsächlich so geschickt ein Bein, dass sie hinfällt und auf die ihr eigene Weise „Aua" schreit. Auch alles andere verläuft wie vom Kind vorher exakt berechnet. Wen wundert es, das Kind kennt die Mutter ja auch so gut.

- Die Mutter zieht unter wütendem Schimpfen ihre Konsequenz, und das Kind muss tatsächlich eine Stunde in seinem Zimmer sitzen. Aber das ist für dieses Kind in keiner Weise eine Strafe, denn **das Kind war enorm erfolgreich**: Die Mutter hat, ohne es zu wissen - sie ahnt auch jetzt noch nichts - genau das getan, was das Kind sich vorher ausgedacht hat. **Es fühlt seine Macht und Kontrolle über die Mutter** und nur dieses ist wichtig für das Kind.

Die Strafe verpufft vollkommen ohne Konsequenzen für das Kind. **Die Macht- und Kontrollstrategie** hat gut funktioniert, das Kind fühlt sich stark, machtvoll und nicht mehr ohnmächtig. Deswegen wird es die Methode gleich noch einmal anwenden und danach immer wieder.

Die Mutter gab dem Kind durch ihre zahlreichen detaillierten Reaktionen und vor allem durch ihr Schimpfen lange weitere Gelegenheit, sie in ihren spezifischen Reaktionen noch besser kennen zu lernen und zu studieren. Das Kind hat ihr nicht inhaltlich zugehört, sondern sich stattdessen konzentriert auf ihre mögliche Details im Verhaltensmuster: auf die Mimik, ihre Bewegungen und ihre Tonlage. Nun kennt das Kind die Mutter noch besser und kann beim nächsten Mal seine Macht- und Kontrollstrategie noch genauer durchführen.

Solange das Kind seine Kraft ganz oder teilweise darauf verwendet, alles zu kontrollieren und die Macht zu bekommen, wird ihm mit hoher Wahrscheinlichkeit wenig bis gar keine Kraft für andere Dinge, zum Beispiel schulisches Lernen, Aufräumen, Putzen oder Kontakte zu Gleichaltrigen, verbleiben. Neben seiner machtvollen Kontrollstrategie, bei der das Kind richtig aufblüht, wird es viele Bereiche haben, in denen ihm die Kraft fehlt. Holt es keiner aus dieser ewigen Teufelsspirale heraus: Kontrolle und Macht - Erfolg - wieder Kontrolle und Macht - noch mehr Erfolg, so wird es ewig darin verharren. Eine Heilung auf diesem Gebiet und damit auch wieder freiwerdende Kräfte für die Schule, den Haushalt und für neue Freunde, ist nur dann möglich, wenn am besten die Bezugsperson selbst den Teufelskreis zusammen mit dem Kind durchbricht.

Wie macht man das?

Bis zu dem Zeitpunkt, an dem die Mutter über das gestellte Bein gestolpert ist, „Aua" geschrieen hat und ihr Gesicht auf die eigene Art und Weise verzogen hat, hätte nicht viel anders laufen können, denn dieses Verhalten der Mutter geschieht sozusagen im Reflex. Dann aber kommt der Punkt, an dem man ganz deutlich, aber sehr bewusst, anders reagieren muss. Wenn der Teufelskreis sich deswegen immer weiter dreht, weil das Kind stets mit seinen Vorhersagen ins Schwarze trifft, wäre es gut, die Mutter würde einmal nicht der Vorhersage entsprechen, sprich sich nicht so verhalten wie üblich. Bei kleinen Kindern ist es sicherlich ausreichend, wenn man vollkommen ruhig bleibt und das Kind mit ausgeglichenen Bewegungen in sein Zimmer trägt und dies wortlos, aber freundlich.

Bei Jugendlichen wäre es gut, vollkommen paradox zu reagieren, also ganz anders als der Jugendliche es erwartet. Beispielsweise vermutet ein Jugendlicher Sie mit seinen Provokationen an die Decke bringen zu können. Sie aber bleiben in dieser Situation ganz ruhig und freundlich. Sehr viel später ziehen Sie erst für den Jugendlichen völlig unerwartet eine Konsequenz. Der Teufelskreis kann nur dann durchbrochen werden, wenn er für das Kind erfolglos wird, da es die Eltern einfach nicht mehr kontrollieren kann, egal, was es tut. Dann wird es die Strategie verlassen, und im Zusammenleben mit den Eltern wird ihm nicht viel mehr übrig bleiben als zu lernen, Vertrauen zu haben. Mit der Zeit kann es langsam Stück für Stück erkennen, dass die Eltern es keiner Ohnmacht überlassen, sondern es schützen und verlässlich begleiten.

Die Macht- und Kontrollstrategie des Kindes kann soweit gehen, dass ein Kind die Eltern zu kontrollieren beginnt, in dem es sich so schlecht benimmt, dass es ständig die vorher von dem Kind errechnete Konsequenz erhält. Das gibt ihm Sicherheit - die Konsequenz ist ihm egal. Dann steuert das Kind die Eltern über die Konsequenzen. Sollte dies der Fall sein, ist es dringend erforderlich das Kind aus diesem Teufelskreis zu befreien, in dem man mit dem Kind in eine gegenseitige gute Stimmung kommt. Das bedeutet: das Kind veranstaltet eine Sache nach der anderen, um eine Konsequenz heraufzubeschwören. Es verstrickt sich immer mehr in eine negative Stimmung. In diesem Fall sollte man alles Negative komplett ignorieren und sobald eine kleine gute Sache kommt und die kommt sicherlich, wenn man das Kind nur gut genug beobachtet, wird dieses positive Verhalten belohnt. Oder Sie steigen ganz aus diesem Teufelskreis aus und unternehmen ohne Anlass etwas Schönes mit ihrem Kind, wichtig ist die wieder gefundene gute gegenseitige Stimmung. Sie sollten dann als Erwachsener lediglich darauf achten, dass man während dieser schönen Unternehmung nicht wieder mit den Streitpunkten beginnt, sondern einfach mal zusammen sein ohne den Stress des Alltags. Ignorieren Sie auch hierbei jegliches negatives Verhalten - gehen Sie gar nicht darauf ein. Dieser Tipp gehört mit zu den anspruchvollsten Dingen, die man leisten kann, denn es ist wirklich schwer gegen ein schlecht gelauntes auf Ärger bedachtes Kind anzukommen. Möglicherweise ist in diesem Punkt eine kompetente Begleitung für Sie ganz sinnvoll.

Weitere Auswirkungen des **Macht- und Kontrollstrategie** könnten sein, dass das Kind ständig für sich bestimmt, wo es lang geht - und zwar nicht so, wie man das sonst aus Kindergruppen vielleicht kennt, sondern subtiler. Der Vater sagt: „Geh bitte auf die Toilette", das Kind geht sich die Hände waschen. Die Mutter sagt: „Lern Deine Vokabeln", das Kind lernt Geschichte. Das hört sich zunächst vollkommen harmlos an, ist aber ein höllischer Teufelskreis, denn dieses Kind kann zu keiner Zeit den Eltern oder auch der Lehrerin richtig zuhören. Dem zufolge lernt das Kind sehr schlecht, da es nicht bereit ist, Ratschläge, Tipps oder Anweisungen zu befolgen, allein aus dem Motiv heraus, dass es nicht ohnmächtig sein will. Denken Sie sich nur, was mit einem solchen Jugendlichen passiert, wenn er ins Arbeitsleben kommt und dort ständig und penetrant etwas anderes macht, als der Chef vorgibt.

4. Die Anstrengungsverweigerung

Wir haben im Abschnitt zur Trennung von der leiblichen Mutter bereits gehört: **Die leibliche Mutter spendet dem Kind Lebenskraft und Lebenssicherheit.** Mit der Trennung von der leiblichen Mutter **schwinden diese Lebenskräfte**, die das Kind zum Überleben benötigt. Die Auswirkungen sieht man vielleicht nicht auf den ersten Blick. Vieles wird gerade bei den kleinen Kindern von den sehr starken Kindheitskräften überlagert.

Schwinden die Lebenskräfte, so wirken die Kinder normalerweise **schlapp, energielos, interesselos, antriebsarm** - so wie ein Kind wirkt, wenn es schwer erkrankt ist - denken Sie an ein hoch fieberndes Kind, welches apathisch auf dem Bett liegt. Nur handelt es sich hier nicht um eine vorübergehende Erkrankung, sondern um sozusagen eine chronische Erkrankung, denn die leibliche Mutter kommt ja dauerhaft nicht wieder.

Manche Kinder tragen keine sichtbaren Folgen davon, andere benehmen sich noch bis ins Erwachsenenalter entweder in kleinen Teilbereichen oder auch in vielen Lebensbereichen so, wie oben beschrieben: schlapp, energielos, interesselos und antriebsarm - **jede Anstrengung wird zur unüberwindbaren Hürde**.

Ein von mir häufig beobachtetes Verhalten - das wie ein eigenständiges Krankheitsbild wirkt - ist **die Anstrengungsverweigerung.** Es handelt sich um **eine extrem hartnäckige Verweigerung von Anstrengungen, die kaum zu beheben ist und schon gar nicht aus eigenen Bemühungen des Kindes heraus**. Das Kind braucht bei den betroffenen Anstrengungen dauerhafte Unterstützung von außen, auch wenn dies häufig nicht altersgemäß ist. Man sieht die Anstrengungsverweigerung häufig als eine **typische Folge einer Frühtraumatisierung**. Das geht von einer kompletten Verweigerung jeglicher Anstrengungen bis hin zu stellenweisen Verweigerungen bestimmter Anstrengungen. Es gibt aber auch durchaus frühtraumatisierte Kinder, die keinerlei Anstrengungsverweigerung zeigen und hiervon nicht betroffen sind, sondern ausgesprochen fleißige und arbeitsame Menschen sind.

Eine Anstrengungsverweigerung unterscheidet sich von dem normalen „mal etwas nicht machen wollen" dadurch, dass man das Letztere als gesunder Mensch aus eigener Kraft überwinden kann. Auch vergangene Erfolge von Anstrengungen können gesunde Menschen dazu anregen, weitere, zunächst scheinbar unüberwindbare Anstrengungen auf sich zu nehmen. Dies ist dem klassischen Anstrengungsverweigerer beides nicht möglich! Hierbei kann die klassische Anstrengungsverweigerung sowohl Teilbereiche der alltäglichen Anstrengungen erfasst haben oder aber sogar nahezu alle Bereiche des Lebens. Urmenschliche Bedürfnisse wie Essen, Trinken, Schlafen und Ausscheidungsfunktionen sind meist von der Anstrengungsverweigerung ausgenommen.

Teilbereiche des Lebens wären zum Beispiel dann erfasst, wenn das Kind seine häuslichen Pflichten wie Aufräumen, Müll herunterbringen oder Staubsaugen ohne Probleme erledigt, vielleicht sogar sehr sorgfältig oder aus eigenem Antrieb ausführt, aber immer große Widerstände auffährt, wenn es sich waschen, duschen oder baden muss. In diesem Fall wird das Kind Hausarbeiten als nicht anstrengend erleben oder zumindest als eine Anstrengung, zu der man sich überwinden kann, während die eigene Hygiene als unüberwindbare Anstrengung empfunden wird.

Ein Kind, bei dem nahezu alle Bereiche der alltäglichen Anstrengungen von der Anstrengungsverweigerung erfasst sind, wird alles, aber auch wirklich alles - außerhalb von Essen, Trinken, Schlafen und Ausscheiden - als eine unüberwindbare

Anstrengung erleben und demzufolge auch meiden. Was dieses in Extremform bedeuten kann, sehen wir später an einem Beispiel (siehe ab Seite 152 unten).

Bei der klassischen Anstrengungsverweigerung sehen wir alles, von einem kleinen Verweigerungsbereich bis hin zu einer nahezu Totalverweigerung. Das charakteristische Merkmal ist, wie oben beschrieben, die Unüberwindbarkeit des inneren Widerstandes gegen die Anstrengung. Die betroffenen Kinder fahren für uns gesunde Menschen unvorstellbare Mechanismen und Widerstände auf, um die betroffene Anstrengung zu vermeiden. Diese Widerstände können meist dem Kind mehr Kraft abverlangen, als die geforderte Anstrengung selbst und dennoch entscheiden sich die Kinder für die Verweigerung. Diese Wiederstandskraft, die hinter der Verweigerung steckt, hat wieder etwas mit der Todesangst, dem Überlebenswillen und dadurch etwas mit der Überlebensstrategie des jeweiligen Kindes zu tun.

Um diese **Anstrengungsverweigerung** besser verstehen zu können, muss man sich erst einmal deutlich machen, dass alle gehirngesunden Kinder mit einem riesigen unstillbaren Interesse auf diese Welt kommen, mit dem festen Willen, die Welt kennen und verstehen zu lernen und dieses Ziel auch wirklich zu erreichen. Sie sind begnadet mit einem Durchhaltevermögen und einer Frustrationstoleranz, von denen wir nur träumen können. Sie wollen lernen und sind bereit dafür jede nur erdenkliche Anstrengung auf sich zu nehmen.

Dies kann man unmittelbar sehen, wenn die Kinder lernen, unter unsäglichen Mühen und auch Misserfolgen, ihr schweres Köpfchen zu heben. Wochen brauchen sie dazu; und ein gesundes Kind lässt sich nicht davon abhalten. Es probiert einfach weiter, unbeirrt. Dann, kaum ist das Köpfchen erfolgreich gehoben, steuert das Kind ein neues Ziel an: den ganzen Babykörper auf die Seite drehen.

Wir alle hatten einmal zu Beginn unseres Lebens diese unermüdliche Fähigkeit, alles lernen zu wollen und durch unser Streben dieses dann auch tatsächlich zu schaffen. Nichts hat uns damals entmutigt oder abgeschreckt. Wie ist das bei uns heute? Schauen Sie mal bei sich selbst, was Sie heute als anstrengend erleben, was Sie nicht zu können meinen, auf welchen Gebieten Sie glauben unbegabt zu sein und sich davor scheuen, es zu lernen oder anzupacken. Warum ist das heute so?

Zurück zum Säugling. Das Lernen wollen geht immer weiter, vorwärts, vorwärts, vorwärts - bis zu einem Zeitpunkt, an dem das Kind mit Wucht Negatives als Reaktion auf sein Weltinteresse erlebt, auf seinen Willen zur Anstrengung, auf seinen Lerneifer, auf seine immer wieder neuen Ziele, und dieses negative Erlebnis dauerhaft mit seinem Lernstreben verbindet. Dies geschieht zum Beispiel, wenn ein Kind auf seiner Entdeckungsreise immer ohne Vorwarnung auf die Finger geschlagen bekommt. Es lernt: Neugier wird in der Welt mit Schmerz bestraft, und es zieht sich vielleicht mit seiner Neugierde ein wenig zurück. Wie viel stärker muss dieses Gefühl bei frühtraumatisierten Kindern sein, die schon als Neugeborene erlebten: „Ich schreie und nichts passiert. Ich bin nicht in der Lage, mir zu helfen und in dieser Welt etwas zu bewirken. Ich bin vollkommen erfolglos mit meinen Anstrengungen."

Ein solches frühtraumatisiertes Kind könnte zu dem Schluss kommen, dass sich **Anstrengungen in dieser Welt nicht lohnen**, sondern sogar vielleicht gerade mit dem verbunden sind, vor dem das Kind am meisten flieht: Angst, Schmerz, Ohnmacht und die ständige Erinnerung daran, ein Fehler in dieser Welt zu sein. Im Extremfall kann sich ein solches Kind vollkommen zurückziehen und jegliche Anstrengung verweigern.

Es kann trotz einer normalen Intelligenz so wirken wie ein geistig schwer behindertes Kind (vgl. auch Zenz, 1979 „Pseudodebilität"; Hassenstein, 1990).Diese Intelligenz wird man wahrscheinlich niemals richtig messen können, weil sich das Kind eben nicht anstrengt - also auch nicht während eines Intelligenztests.

Der Mund steht offen, denn bedenken Sie nur, wie viel Muskelanstrengungen notwendig sind, um den Mund zu schließen. Die Spucke läuft aus dem Mund, da das Schlucken schon zu anstrengend ist, der Gang wirkt spastisch, schwer, staksig und schlurfend, nicht etwa, weil eine Lähmung vorliegt, sondern weil allein die aufrechte Haltung und parallel gestellte Füße zu viel Anstrengung erfordern. Die Sprache ist düster, nuschelig, kaum zu verstehen - es handelt sich eher um Urlaute als um eine Sprache, denn Sprache erfordert zahlreiche sehr ausführliche Mund- und Zungenbewegungen, jeder Laut muss über Bewegung mühsam geformt werden - fast eine Zumutung. Der Unterkiefer formt sich bei dem Kind langsam nach unten, weil es nicht bereit ist, seine muskulöse, schwere Zunge oben am Gaumen in Normalstellung zu halten, sondern auch sie, wie der Rest des Körpers, hängt wie ein schwerer Mehlsack. Dasselbe Kind ist stets muffelig und schlecht gelaunt, weil dieses Verhalten nur minimale Anstrengungen erfordert. Denken Sie daran, wie Sie sich verhalten, wenn Sie sehr, sehr müde sind. Schon ein Lächeln findet auf einem sehr hohen Energieniveau statt und beansprucht viele Muskeln.

Je länger man dieses Kind beschreiben würde - dies würde alle, restlos alle Lebensgebiete umfassen - um so mehr würde einem bewusst, welche komplexen Anstrengungen wir tagtäglich bereit sind auf uns zu nehmen, die wir allein schon in den ersten 30 Minuten nach dem Aufstehen bewältigen.

Zurück zur **Anstrengungsverweigerung** der frühtraumatisierten, hochproblematischen Kinder. Ein anderes Beispiel zeigt, dass es durchaus schwere Formen der Anstrengungsverweigerungen gibt, bei denen die Kinder in anderen Bereichen vielleicht gut bis überdurchschnittlich gut funktionieren. So ist ein fast 18 jähriges Mädchen in der Lage, sich ungewöhnlich gut zu pflegen, ist immer adrett gekleidet, legt Wert auf gute, saubere Kleidung, wäscht sogar seine Wäsche selbst, kann in Bezug auf alle Kontakte außerhalb der Pflegefamilie einen vorzüglichen, sehr angenehmen und freundlichen Eindruck machen und ist eine perfekte Gastgeberin bei Gesellschaften, die seine Pflegeeltern geben. Nur sobald das Publikum weg ist, macht es keinen Handschlag mehr, weder im Haushalt, noch für die Schule. Nach außen hält es dann wieder große Reden, wie wichtig ein Schulabschluss sei und dass es eine Lehre machen werde, aber de facto tut es nichts, außer dass es seinen Körper regelmäßig zur Schule trägt.

So könnte man diese Beispiele endlos weiter fortführen. Die einen können nicht rechnen, nicht schreiben, nicht lesen, die anderen sind Gymnasiasten und stellen ab der Pubertät das Lernen ein. Das Ergebnis ist häufig das gleiche: keinerlei Schulabschluss, keine Ausbildung, zum Teil noch nicht einmal geeignet für Anlerntätigkeiten, keinerlei oder nur wenig Arbeitshaltung, keinerlei oder nur wenig Durchhaltevermögen oder Frustrationstoleranz, keine oder wenig echte Ziele, die auch wirklich verfolgt werden. Diese Liste ließe sich beliebig fortsetzen. Weil gerade diese Folge einer Frühtraumatisierung ein so weites Gebiet umschließt, wird in der mit diesem Buch begonnenen Reihe: „Mit den Augen eines Kindes sehen lernen" zu diesem Thema ein eigener Band erscheinen.

Bei einer **Anstrengungsverweigerung** muss man als Pflege- und Adoptiveltern immer am Ball bleiben und darf nichts unversucht lassen. Meist sind diese Kinder gut begabt, aber in ihren Lebenskräften teilweise stark, teilweise auch nur leicht geschwächt. Sie als Eltern sollten niemals den Kontakt zum Kind verlieren, nur weil es zum Beispiel in eine schwierige Pubertätsphase kommt. Bleiben Sie dran, denn das Kind braucht Sie zum Überleben.

Lassen Sie das Kind mit seinen scheinbar unüberwindbaren Anstrengungen nicht allein. Ein Anstrengungsverweigerer kann dies Problem nicht aus eigener Anstrengung heraus überwinden, da würde sich die Katze in den Schwanz beißen. Also bieten Sie dem Kind einen Rahmen, in dessen Atmosphäre das Überwinden der Anstrengung ganz selbstverständlich ist. Natürlich müssen Sie diesem Kind häusliche Pflichten übertragen, es muss sich pflegen, seine Hausaufgaben machen und für die Schule lernen. Es sollte von nichts verschont werden, sondern Sie müssen es lediglich - wahrscheinlich mit einem hohen Zeitaufwand - begleiten oder begleiten lassen. Haben Sie den Mut und die Kraft dazu, auch wenn es altergemäß bei normalen Kindern schon nicht mehr nötig wäre. Diese Kinder brauchen mit großer Wahrscheinlichkeit eine Begleitung bis ins erwachsene Alter hinein.

Scheuen Sie nicht davor zurück, Ihr Kind in punkto Anstrengungen so zu strukturieren, dass die Anstrengung unausweichlich wird. Es muss ganz selbstverständlich sein, dass man in Ihrer Familie diese und jene Anstrengung auf sich nimmt, darüber darf es gar keine Diskussionen geben. Wie das genau geschieht, erfahren Sie ganz detailliert in dem kommenden Buch zu diesem Thema. Soviel sei aber schon hier gesagt: **Bitte gehen Sie auch bei diesem Problem nie so vor, dass es auf schwerwiegende Konfrontationen hinausläuft, denn Sie ziehen den Kürzeren.** Sie sagen als Erwachsener, was wann und wie gemacht wird, und das Kind sollte Ihnen folgen, aber lassen Sie es nicht auf einen Machtkampf ankommen. Denken Sie immer daran, dass das Kind ständig um sein Überleben kämpft und dementsprechend auf einem anderen Energie- und Durchhalteniveau lebt als Sie.

Das beste und effektivste Vorgehen bei einem Anstrengungsverweigerer sind ganz feste Tages-, Wochen-, Monats- und Jahresrhythmen und fest installierte gute Gewohnheiten. Hat ihr Kind zum Beispiel Schwierigkeiten, sich an die Hausaufgaben zu setzen, sollte es feste Zeiten - jeden Tag - geben, von denen möglichst nie abgewichen wird. So können Sie Ihre Arbeit enorm erleichtern: Das Kind macht dann eventuell Hausaufgaben, nur weil es das immer so macht. Oder das Kind hängt nie seine Jacke auf: Wenn es aber zu einer guten Gewohnheit wird, seine Jacke immer gleich nach dem Betreten der Wohnung an die Garderobe zu hängen, beginnt Ihr Kind, dies aus einer guten Gewohnheit heraus zu machen. Oder ihr Kind räumt nie sein Zimmer auf, dann könnte man jeden Abend mit ihm aufräumen und an einem festen Tag in der Woche einen Familiengroßputz machen, wo jeder selbstverständlich sein Zimmer aufräumt. Natürlich erleben Sie auch so noch große Widerstände, aber diese sind längst nicht so schwer zu überwinden, als wenn Sie die Anstrengungen immer nur sporadisch und unrhythmisch dem Kinde abverlangen.

Ein anderes gutes Mittel in der Begleitung und Heilung einer Anstrengungsverweigerung ist **das Vorbild und die Nachahmung**, die eigentlich mehr in das Alter zwischen Geburt und ca. neun Jahre passt. Verweigert ein Kind eine Tätigkeit völlig kann es ein gutes Mittel sein mit dem Kind zusammen genau diese Tätigkeit durchzuführen, aber mehr in dem Sinne: Sie als Erwachsener strengen sich an und das Kind guckt oder hört Ihnen dabei zu. Zwingen Sie das Kind bei dieser Methode nicht dazu mitzumachen, es sollte bei Ihrer Tätigkeit nur unmittelbar dabei sein. Nur wenn das Kind dann selbst handeln möchte, können Sie ihm die Aufgabe solange übergeben bis Sie merken, dass es dem Kind wieder zuviel wird, dann setzen Sie Ihre Vorahmung fort. Diese Vorgehensweise verlangt sehr viel Feingefühl und Geduld von dem Erwachsenen. Sie sollten auf der einen Seite das Kind nicht drängen und auf der anderen Seite fühlen, wann es selbst etwas von der Aufgabe übernehmen möchte.

Zum Beispiel Lesen lernen: Ihr anstrengungsverweigerndes Kind will nicht Lesen lernen. Hier sollten Sie vorlesen, vorlesen und nochmals vorlesen. Mit genügend Geduld ihrerseits wird das Kind eines Tages in nachahmender Weise auch ein Buch in die Hand nehmen und zu lesen beginnen. Vielleicht wird es zunächst nur die Bücher nachlesen, die Sie ihm vorgelesen haben und vielleicht erst viel später andere Bücher lesen. Verlieren Sie bei dieser Methode nur nie die Geduld, es kann Jahre dauern bis das Kind das erste Buch in die Hand nimmt. Diese Methode ist aber die effektivste, was die Überwindung der Anstrengungsverweigerung angeht. Ein anstrengungsverweigerndes Kind, dass sie zum laut lesen zwingen, wird vielleicht das Lesen erlernen, aber nie in eine Freiwilligkeit hereinkommen, nie aus eigenem Antrieb lesen. Das Schwierige an dieser Methode und damit auch oft schon das Undurchführbare ist, dass es eine Realität gibt, eine Schulpflicht gibt, innerhalb dessen sich die Kinder nicht solange Zeit nehmen dürfen. In den üblichen Schulen wartet niemand jahrelang bis das Kind endlich lesen kann. Wenn die Kinder nicht schnell genug lesen lernen, kann das sie schon ins Abseits drängen. So ist im realen Leben meist ein Kompromiss zwischen Vorbild und Nachahmung und Lernen durch Training erforderlich.

Wichtig ist nur: **eine Anstrengungsverweigerung wird nur durch Anstrengung überwunden** werden und zwar auf dem Gebiet, in dem die Anstrengungsverweigerung auftritt. Eine Leseverweigerung kann also nur durch Lesen aufgehoben werden, eine Duschverweigerung nur durch Duschen. Es wäre kontraproduktiv das Kind vor den jeweiligen Anstrengungen fern zu halten.

Verweigert Ihr Kind trotz aller Rhythmen, guten Gewohnheiten und trotz allem Vorbild und trotz aller Nachahmung sehr hartnäckig eine Anstrengung, haben sie zunächst einmal drei Möglichkeiten zu reagieren:

1. Begleiten (setzt schon bei Vorbild und Nachahmung ein)
2. Belohnung oder Konsequenz
3. Ausweichen / verschieben (nur im Notfall)

1. *Begleiten*: Sie sind bei der Anstrengung dabei und begleiten das Kind möglichst in einer guten, freundlichen und humorvollen Atmosphäre.

2. *Belohnung oder Konsequenz*: Sie können Ihr Kind für die noch so kleinsten und selbstverständlich erscheinenden Dinge belohnen. Denken Sie immer daran: Für Sie ist diese Anstrengung, zum Beispiel das Duschen, vielleicht ganz selbstverständlich, für das Kind kann es aber eine extreme Überwindung bedeuten. Denken Sie an die Dinge, die Sie bis heute selbst nicht schaffen zu überwinden, das stärkt vielleicht Ihr Verständnis für das Kind. Der Versuch einer Belohnung sollte der Konsequenz immer vorgezogen werden, aber zur Not greift man zur Konsequenz. Denken Sie hier wieder daran: Wenn Sie das Gefühl haben, dass eine Konsequenz in der gleichen Sekunde ausgesprochen, auf eine schwerwiegende Konfrontation hinausläuft, dann muss das Schulkind in diesem Moment nicht sofort wissen, dass Sie an eine Konsequenz denken. Dies wird das Kind zu gegebener Zeit dann schon durch Ihre Handlung merken.

3. *Ausweichen oder verschieben*: Diese Methode sollte nur angewandt werden, wenn Sie sicher sind, dass im Augenblick alles auf eine schwerwiegende Konfrontation hinausläuft. Merken Sie dies, sollten Sie die Situation positiv auflösen, indem Sie zum Beispiel durch eine positive Interaktion die Stimmung heben oder zur Not die Anstrengung auch zeitlich ein wenig verschieben. Wichtig ist für das Kind zu wissen: „Aufgeschoben ist nicht aufgehoben." Dem Kind muss klar sein, dass diese Anstrengung mit Sicherheit auf es zukommt.

Was den Kindern mit einer Anstrengungsverweigerung fehlt, ist Lebenskraft („Hab keine Lust") und Weltinteresse. Man sollte alles tun, um beide Gebiete wieder zu erwecken. Dies geht durch **intensive seelische Belebung des Kindes**, also immer wieder **das Kind intensiv über sein Gefühl ansprechen**: Ihm viel Wärme, Liebe und Hülle geben, schöne Dinge mit ihm unternehmen, ihm also die Schönheit der Welt zeigen, Geschichten erzählen, klassische Konzerte besuchen, die Jahreszeitenfeste intensiv gestalten und feiern - kurz: alles, was das Herz eines Kindes auf hohem Niveau erwärmen lässt. Sie sollten diesen Kindern zeigen, **wie intensiv und schön diese Welt ist**: Farben, Gerüche, Klänge, innere Bilder - Sie sollten gezielt die positiven Gefühle des Kindes zur Welt anregen. Das wird nur im **ständigen, intensiven und liebevoll wärmenden Umgang** mit dem frühtraumatisierten Kind gehen.

Parallel zur Vermittlung von Lebenslust, Lebenskraft, Weltinteresse und sinnvollen Lebenszielen sollten dringend die Überlebensstrategien, Macht- und Kontrollstrategien, sowie die Vermeidungsstrategien durchschaut und aufgelöst werden, weil sonst die gesamte Energie und Kraft des Kindes in diese Strategien fließt und keine Kraft mehr für die Anstrengung bleibt.

5. Zusammenfassende Worte zu den vier wichtigsten Folgen

Häufig erlebt man ein Gemisch aus allen vier Folgen. Wir sehen dann, wie das hochauffällige, frühtraumatisierte Pflege- und Adoptivkind ein Verhalten zeigt, das aus verschiedensten Motiven heraus entsteht. So kann es zum Beispiel ein Kind an einem Tag schaffen, keine Hausaufgaben zu machen. Dieses Kind denkt: „Ich habe keine Lust dazu", in Wahrheit aber fehlt ihm der nötige Antrieb, die nötige Lebenskraft, und es kann sich einfach nicht von selbst dazu aufraffen, die Anstrengung der Hausaufgaben auf sich zu nehmen. Das Kind bräuchte hier eine sehr strukturierte, konsequente, liebevolle und geduldige Hilfe. Von selbst wird es nicht auf die Idee kommen; denn wozu die Hausaufgaben? Das Kind, hier in unserem Beispiel, hat schon lange das Interesse an der Welt und damit natürlich auch an der Schule verloren. „Warum sollte ich die Hausaufgaben machen? Das sind nicht meine Ziele!" (**Anstrengungsverweigerung**).

Gleichzeitig aber steigt in dem Kind das Gefühl auf, die Hausaufgaben auch deswegen heute nicht machen zu wollen, weil es Angst davor hat, zu viele Fehler zu machen. Dies ist dem Kind meist nicht bewußt, aber es denkt: „Dann mache ich die Hausaufgaben am besten gar nicht." (**Vermeidungsstrategie**).

Um aber seine innere Angst, die bei diesem Kind in unserem Beispiel immer vorhanden ist, heute nicht zu groß werden zu lassen, verknüpft es die Hausaufgaben mit einer **Macht- und Kontrollstrategie** und einer Flucht als **Überlebensstrategie**. Dies hat den weiteren Vorteil, dass beides noch eine zusätzliche Absicherung ist, um heute wirklich keine Hausaufgaben machen zu müssen, um damit zumindest für heute die Anstrengung der Hausaufgaben zu verweigern und dadurch auch für heute die dazugehörenden Fehler zu vermeiden. Sie merken schon, dass bei diesen frühtraumatisierten, hochproblematischen Kindern alles zusammenkommt: Angst, Überleben, Vermeidung, Verweigerung, Verletzung, Hilflosigkeit, Kontrolle und Macht - alles fließt ineinander und ist im Alltag schwer auseinander zu halten. Wichtig ist, dass Sie lernen, diese Dinge überhaupt zu sehen; die genaue Trennung und Benennung ist dann in der Praxis weniger entscheidend.

Zurück zu unserem Kind: Es denkt sich auf dem Weg nach Hause eine geeignete Kontrollstrategie aus, denn es hat schon gar nicht mehr vor, nach Hause zu gehen. Eigenmächtig beschließt es sofort nach der Schule, wegen Bauchschmerzen zum Hausarzt zu gehen. Es ruft nicht zu Hause an, die Mutter wartet zu Hause. Sie macht sich Sorgen und wird ungeduldig. Sie versucht über Handy ihr Kind zu erreichen, aber das Handy ist abgeschaltet. Die Mutter wird richtig wütend. Schließlich hat ihr Kind das Handy doch nur zum Geburtstag bekommen, damit es in solchen Fällen anrufen kann. Jetzt hat es schon wieder nicht angerufen, und zusätzlich ist das Handy absichtlich ausgeschaltet. Die Mutter kocht vor Wut. Sie sucht den Zettel heraus, auf dem das Kind einen selbst aufgesetzten Vertrag unterschrieben hat, dass es das Handy nur bekommt, wenn es ausschließlich für diese Zwecke benutzt wird. Stattdessen hat die Mutter schon in letzter Zeit öfter bemerkt, dass das Kind Privatgespräche mit seinen Freundinnen führte und häufig Sätze wie „Was machst Du gerade?" als SMS schrieb und damit das teuer verdiente Geld der Eltern zum Fenster hinaus warf. Nie hält sich das Kind an Verabredungen. Es soll zum Beispiel immer nach der Schule nach Hause kommen. Stets gelobt es Besserung: „Entschuldigung Mutti, es tut mir Leid, es kommt auch nie wieder vor." Aber nie ändert sich auch nur ein bisschen. Stattdessen jetzt das: Wieder wurde ein Versprechen gebrochen. Warum hat das Kind nur das Handy ausgestellt? Wo bleibt es nur? Das Essen ist längst fertig und verkocht und immer noch kein Kind hier. Dabei haben sie es doch heute ausgerechnet so eilig, denn sie sind am Nachmittag bei Freunden eingeladen. Vorher soll das Kind noch essen - es wird doch Hunger haben - und wenigstens ein bisschen von den Hausaufgaben erledigen, sonst wird die Lehrerin morgen mit ihm schimpfen. Daran will die Mutter nicht schuld sein.

Diese aufgebrachte und aufgelöste Verfassung der Mutter ist Teil des Planes des Kindes. Natürlich weiß das Kind, dass es nach der Schule nach Hause kommen soll. Es weiß auch, dass es, wenn etwas dazwischen kommt, zu Hause anrufen muss. Selbstverständlich ist ihm auch bewusst, dass es das Handy genau für diese Zwecke zum Geburtstag bekommen hat, und dass es zumindest angeschaltet sein soll, wenn das Kind sich schon nicht von selbst meldet.

Das Kind kennt seine Mutter gut genug, um zu wissen, wie die Mutter schon jetzt zu Hause tobt, aber genau das ist Teil des Planes. Das Kind sieht auf die Uhr und nickt innerlich, jetzt ist genau die richtige Zeit. Es nimmt sein Handy, stellt es an und tippt in aller Seelenruhe, schon im Wartezimmer des Arztes sitzend, die Telefonnummer von zu Hause ein und meldet sich.

Alles läuft wie erwartet. Die Mutter beginnt zu fragen, wo das Kind denn sei, sie warte doch mit dem Essen. Das Kind antwortet wahrheitsgetreu, dass es beim Arzt sitzt. „Beim Arzt?!?“, schreit die Mutter vom anderen Ende der Leitung, so dass sich die anderen Wartenden im Wartezimmer nach dem Handy umgucken. „Was machst Du denn beim Arzt? Wir müssen doch weg!“ „Aber Mutti“, sagt das Kind ganz unschuldig und etwas leidend, „ich habe doch Bauchschmerzen.“ Das kennt die Mutter schon. Dieser Umstand macht sie nur noch rasender, was ebenfalls Teil des Planes ist. „Bauchschmerzen! Wie oft habe ich Dir schon gesagt, Du sollst bei Bauchschmerzen erst mal nach Hause kommen! Was denkst Du denn, was der Arzt jetzt machen soll?!? Du kommst jetzt sofort erst nach Hause! Hast Du mich gehört? Sofort!....“

Die Mutter lamentiert noch weiter und zwar in einer Lautstärke, die das Kind zwingt, das Handy demonstrativ für alle sichtbar vom Ohr wegzuhalten. Das Kind spielt dabei gekonnt die Rolle des Opfers, sieht ein wenig verzweifelt und verängstigt aus. Die ganze Zeit hat es sich schon etwas leidend den Bauch gehalten. Jetzt, mitten im Geschehen, das Handy immer noch weghaltend, verzerrt das Mädchen sein Gesicht vor Schmerz und hält seinen Bauch noch fester.

Die im Wartezimmer sitzenden Menschen bekommen alle Mitleid. Das ist ja wirklich ein fürchterlicher Anblick. Dieses arme Kind leidet offensichtlich unter fürchterlichen Bauchschmerzen und hat lieb und brav, freundlich und liebenswert seine Mutter angerufen - wie pflichtbewusst, so eine Tochter müsste man haben! Aber diese Mutter: Sie schreit das arme Kind an wie eine Wahnsinnige. Jedes Wort ist so laut, dass das Wartezimmer mithören kann. Das arme Kind!

Die Wartenden im Zimmer kennen ja die Vorgeschichte nicht, sie hören nur eine sehr wütende Mutter, die laut und aufgebracht ins Telefon schreit und auf der anderen Seite sehen sie ein offensichtlich braves, leidendes Mädchen.

Als die Mutter zu Ende ist mit ihren Ausführungen, sagt das Kind unter Tränen: „Aber Mutti, ich habe so schlimme Bauchschmerzen, dass ich noch auf den Arzt warte, dann komme ich nach Hause, versprochen!" - Harmlos? Nein, nicht im geringsten. „Versprochen" ist das Stichwort, auf das die Mutter ganz sicher reagieren wird. Dafür kennt das Kind sie zu gut. Tatsächlich setzt sie an, weiterzuschimpfen.

Für die Außenstehenden ist dieser Anblick unerträglich. Was ist da zu Hause los? So ein Verhalten der Mutter ist doch unmöglich. Das Mädchen tut ihnen Leid, unendlich Leid. Am liebsten würden sie das Mädchen vor dieser Mutter schützen. Genau das will das Kind erreichen. Keiner der Beteiligten, weder die Mutter, noch die Mitleidsträger haben das eigentliche Motiv durchschaut: Das Kind will seine Hausaufgaben nicht machen und deswegen heute nicht nach Hause gehen.

Alles klappt wie geplant: Die Mutter schimpft brav und erwartungsgemäß weiter. Auch der Text der Mutter war gut, vom Kind bis zum letzten Komma vorausgesagt. Die Mutter tut dem Kind den Gefallen und hält sich minutiös daran. Ab und zu liefert das Kind, immer darauf bedacht, das unschuldige Opfer zu spielen, das richtige Stichwort für die Mutter, damit die Szene planmäßig weiterläuft. Es selbst sitzt dabei ruhig im Wartezimmer und lässt ab und zu ein Tränchen über seine Wangen rollen. Schließlich legt es für alle im Warteraum verständlich auf und beginnt jämmerlich zu weinen.

Man eilt herbei, reicht dem Mädchen Taschentücher, bietet ihm ein Glas Wasser an, und es berichtet unter Tränen, dass dies zu Hause immer so ist. Es wisse gar nicht mehr, was es tun solle, alles sei so schrecklich. Nun bekommt die Kleine noch mehr Beachtung und Mitleid. Schließlich wird sie nach der Untersuchung von einer im Wartezimmer wartenden fremden Frau zu ihrer Freundin gefahren, wo sie dann über Nacht bleibt. Sie bedankt sich höflich bei der Fahrerin, die heute mit dem befriedigenden Gefühl nach Hause fährt, etwas sehr Gutes getan zu haben.

Die Mutter zu Hause hört den ganzen Tag nichts mehr von ihrer Tochter. Auch das Handy bleibt abgeschaltet. Natürlich hat sie bei allen bekannten Freundinnen ihrer Tochter angerufen, aber die Tochter nicht gefunden; denn die Eltern der Freundin sind ausgegangen. Beide Mädchen gehen einfach nicht ans Telefon, wenn die Mutter anruft. Auch ihrer Freundin hat das Mädchen ebenfalls eine Geschichte erzählt.

Auch später kommt die Mutter niemals auf die Idee, dass das eigentliche Problem die Hausaufgaben sind. Das Kind hat geschickt auf einen Nebenkriegsschauplatz abgelenkt, und alles dreht sich jetzt nur noch um das „Nicht-nach-Hause-Kommen" und das Weglaufen. Auch am nächsten Tag drehen sich selbst die Konsequenzen nur um dieses Thema.

So hat alles perfekt geklappt: Das Kind braucht sich den ganzen Tag weder für die Hausaufgaben noch für sonst etwas anzustrengen, es vermeidet das Fehlermachen, es hat die ganze Zeit die Fäden in der Hand behalten und die Situation kontrolliert. Schließlich flieht es in seinen Augen hinreichend begründet zu seiner Freundin. Selbst die Konsequenzen am nächsten Tag bewirken bei ihm gar nichts, denn es sitzt dort voller Stolz, einen großen Erfolg gehabt zu haben, bestärkt durch die Tatsache, dass ihm niemand auf die Schliche gekommen ist.

Das ganze Verhalten des Kindes und die Hintergründe habe ich für Sie ausführlich dargestellt. **So klar sieht man es selten, und häufig erst kurz vor der Heilung des Kindes, denn zu diesem Zeitpunkt fällt es dem Kind immer schwerer, die antrainierten Verhaltensweisen aufrechtzuerhalten. Das Kind zeigt vielmehr häufiger Normalität, wenn auch anfangs nur sekundenweise**. Ist das Kind noch ganz im Teufelskreis gefangen, kann es gar nicht bewusst über diese Prozesse nachdenken. Es wird ihm auch innerlich niemals so klar vor Augen stehen, wie ich es Ihnen als Leser jetzt präsentiert habe. Gleichwohl geschehen diese Abläufe, jedoch in Sekundenschnelle. Vieles geschieht instinktiv und ist dem Kind nicht oder nur halb bewusst oder auch einmal ganz bewusst - meist ein bisschen von allem.

Weil es so wichtig ist, sei es noch einmal wiederholt: **Alles was ich beschreibe, geschieht aus einer schweren seelischen Not des Kindes heraus und nicht aus Boshaftigkeit**. Dies gilt selbst für den Fall, dass die Kinder sehr gezielt und bewusst Verhaltensweisen und Abläufe planen.

Je mehr Sie es als Pflege- und Adoptiveltern schaffen, **diese inneren Prozesse und Beweggründe des Kindes aufzudecken und durchschauen zu lernen**, desto besser können Sie dem Kind helfen, aus dem Teufelskreis langsam herauszutreten. Nur das macht das Kind dauerhaft gesund.

Wenn die Mutter rechtzeitig gemerkt hätte, dass das Kind auf einen Nebenkriegsschauplatz umlenken will, so hätte sie sich nicht provozieren lassen, wäre wie ein Profi ganz ruhig geblieben und hätte immer wieder die Hausaufgaben in den Mittelpunkt gestellt - dies natürlich zu einem geschickteren Zeitpunkt und nicht am Telefon. Die Mutter hätte die Fäden in ihre Hände zurückbekommen müssen, denn sie ist die Mutter. Irgendwann später und unerwartet hätte die Tochter als Konsequenz genau diese Hausaufgaben des betreffenden Tages nachholen müssen. Voraussetzung dafür ist, dass man weiß, dass der ganze Streit wegen der Hausaufgaben inszeniert wurde. Nur dann lernt das Kind, dass all seine Strategien sinnlos sind. Erst jetzt kann das Kind Stück für Stück von seinen Strategien abrücken.

Je besser Sie als Pflege- und Adoptiveltern gearbeitet haben, desto weniger muss das Kind in seine antrainierten, negativen Verhaltensschemata abgleiten, die so weit gehen können, dass ganze Abläufe perfekt inszeniert werden. Sie werden viel schneller offensichtlich und damit auch ohne große Anstrengungen für jeden sichtbar. Dieser Prozess, bis die Abläufe sichtbar werden, kann leider oft sehr lange dauern, häufig genauso lange, wie sie für ihre Entstehung und Perfektionierung brauchten und länger. Hochproblematische, frühtraumatisierte Pflege- und Adoptivkinder benötigen meist einen Heilungsprozess, der sich über viele Jahre erstreckt.

In unserem Beispiel hat das Mädchen während des Handytelefonats sehr großen Wert auf das Bild gelegt, welches es für die Wartenden inszeniert. Es hat seiner Mutter gar nicht zugehört, weil seine ganze Energie darauf gelenkt ist, nichts Negatives, nichts Aufgebrachtes und nichts Verdächtiges zu sagen, sondern sich so lieb darzustellen, dass alle Wartenden der Mutter die Schuld geben. Schon allein diese perfekte Show hätte zu einem späteren Stadium der Heilung nicht mehr so funktioniert. Wahrscheinlich hätte man an einem kurzen Lächeln des Kindes oder gar an einem plötzlichen Ausstieg aus seiner Rolle gesehen, dass es ein bestimmtes Ziel verfolgt.

Am Anfang der Heilung sind diese Zeichen sehr klein: ein kurzes Lächeln, oder der Streitablauf ist langsamer, man bekommt mehr Zeit zum Nachdenken und vielleicht Zeit zur besseren Beobachtung. Später kann das Kind dann schon mitten aus dem Geschehen heraus über sich selbst lachen, es versucht aber noch, sich wieder in seine Rolle hineinzumanövrieren.

Auch kann es sein, dass Eltern und Kind in einer Streitsituation, die früher bitterer Ernst war, plötzlich zusammen darüber lachen können. Das Kind kann dann sogar weiter lachen, ohne Angst zu haben, dass es stirbt. Es ist auch nicht mehr gezwungen, sich sofort wieder für seine perfekte Rolle zusammenzureißen, sondern kann länger aus der Rolle fallen und weiterlachen. Dies geht so weit, dass das Kind für diese Situation seine alte Rolle gar nicht mehr aufnimmt, sondern normal bleibt. Der Streit hat in diesem Stadium seine Funktion des Schutzes verloren, das Kind braucht diesen Schutz nicht mehr. Es ist in diesem Punkt gesund geworden.

Es kann aber auch sein, dass die Streitabläufe einfach immer mehr im Zeitlupentempo vor sich gehen. Streitprozesse, die sonst in wenigen Sekunden kaum nachvollziehbar um einen herum abliefen, dauern jetzt Wochen, manchmal Monate. Das Ganze bekommt eventuell einen kabarettähnlichen Charakter. Manchmal muss man dann einfach miteinander lachen. **Humor ist heilsam**.

Was geschieht also im Heilungsprozess? Das Kind kann mit Hilfe seiner Pflege- und Adoptiveltern und eventuell mit Hilfe einer erfahrenen Begleitung seine **Überlebensstrategien**, **Vermeidungsmethoden**, **Macht- und Kontrollstrategien** sowie die **Anstrengungsverweigerung** langsam ablegen. Dafür braucht das Kind die wärmende, liebende, schützende, beständige und sichere Umgebung seiner Pflege- und Adoptiveltern, so dass es Stück für Stück über immer mehr wachsendes Vertrauen lernen kann, dass die vielen mitgebrachten Strategien von früher sinnlos sind und es ganz normale Wege gibt, in diesem Leben gut zurecht zu kommen.

Dieses Vertrauen kann beim Kind nur durch Taten wachsen. Es muss die aufrichtige Wärme und Liebe seiner Pflege- und Adoptiveltern spüren (vgl. auch Dozier et al., 2001). Es muss tatsächlich gut geschützt werden. Die Pflege- und Adoptiveltern dürfen in ihrem Entschluss, das Kind bei sich aufzunehmen und es zu behalten, nicht schwankend sein, sondern sollten bei jedem Verhalten hinter ihrem Kind stehen. Das heißt nicht, dass man jedes Verhalten billigt: Das Kind soll sich an die Regeln und Grenzen der Familie halten. Dies kann es aber nur lernen, wenn es Pflege- und Adoptiveltern erlebt, die wie ein Fels in der Brandung sind: ruhig, beständig, strukturiert und konsequent. Das Entscheidende ist dann aber, dass man die Mechanismen des Kindes langsam erkennt und auflöst, bis sie verschwinden. Jetzt braucht man nur noch die Geduld, diese unendlich lange Zeit des Heilungsprozesses mit unzählig vielen Klippen und Steinen im Weg durchzuhalten. Geben Sie nicht auf, auch wenn Ihnen oder dem Kind einmal wieder etwas nicht so gut gelingt!

XIII. Ausklang

Um einen heilenden Weg mit den hochproblematischen, frühtraumatisierten Kindern gehen zu können, sollte man die Mechanismen, die zu dem problematischen Verhalten führen, erkennen und verstehen lernen. Dafür ist es erforderlich, dass Sie lernen, in das Kind, in alles, was es erlebt hat, so hineinzuschlüpfen, dass Sie **mit den Augen des Kindes sehen, mit dem Verstand des Kindes denken, mit dem Gefühl des Kindes fühlen und mit den Händen des Kindes handeln lernen.** Dann beginnen Sie, das Kind wie von innen heraus zu verstehen und können so den wirklich heilenden pädagogischen Weg für gerade dieses Kind finden. Je besser Sie diese Technik beherrschen, umso gründlicher kann der heilende Weg beschritten werden.

Das Problem, das sich bei dem auffälligen Verhalten der Kinder ergibt, ist aber ein sehr gravierendes: Bei den hochproblematischen, frühtraumatisierten Kindern geht es um eine Überlebensstrategie. Das Kind hat die Frage nach der Wiederholbarkeit der traumatischen Situation noch nicht beantwortet. Was fehlt, ist das Wissen des Kindes um ein: „Nein, die Situation kann sich nicht mehr wiederholen, Du bist in Sicherheit!!!". **Es gibt nichts Zweites, was diese Kinder so perfekt und so gut getarnt beherrschen, wie das Überleben, denn diese Kinder haben bereits überlebt, sonst würden sie nicht lebend vor Ihnen stehen.**

Wenn ich in diesem Zusammenhang von „Tarnung" spreche, so steckt dahinter wieder **keine boshafte Strategie der Kinder**, sondern sie **schützen** lediglich ihr bereits **sehr verletztes Innerstes**. Sie nehmen nach außen hin eine Rolle als Schutz ein, die bis zur Perfektion getrieben werden kann, und schützen somit sich und ihr Leben.

Sie, als Pflege- und Adoptiveltern, aber auch als begleitende Menschen stehen mitten im Geschehen. Sie werden, ohne etwas dafür getan zu haben - außer dass Sie sich des Kindes angenommen haben - zu einem Teil der Gefahr, zum Teil der traumatischen Geschichte. Sie werden vom Kind für seine Überlebensstrategie benutzt, also instrumentalisiert, und eingesponnen in **die gut getarnten,**

zunächst undurchschaubar erscheinenden und perfekt inszenierten Techniken und Stolperfallen. Wieder geschieht dies nicht in boshafter Absicht, sondern es ist für diese hochproblematischen, frühtraumatisierten Kinder aus ihrer Sicht gesehen die für sie scheinbar einzige Chance zu überleben. Hier sind diese Kinder uns immer mehrere Schritte voraus; und je weniger wir von dem verstehen, was in den Kindern vorgeht, umso mehr tappen wir vollkommen im Dunkeln, leider häufig, ohne es zu merken.

Die Schwierigkeiten, die wir als Erwachsene im Umgang mit diesen hochauffälligen, frühtraumatisierten Kindern haben, erwachsen häufig aus der großen Zerrissenheit dieser Kinder zwischen ihrem eigentlichen, zarten Inneren, das es zu schützen gilt, und dem, was sie uns nach außen aus Schutz vorgeben: **Wir sitzen diesen Trugbildern ihres äußerlich sichtbaren Verhaltens auf; und letztendlich erliegen wir damit dem inneren Teufelskreis der Frühtraumatisierten.** So aber können wir ihnen gar nicht, nur wenig oder nicht genügend weiterhelfen. Häufig führt das dazu, dass wir mit ansehen müssen, wie diese Kinder trotz all unserer Liebe und unserer großen Mühen Teile ihres bürgerlichen Lebens oder sogar ihr komplettes bürgerliches Leben scheinbar grundlos und unnötig zerstören.

Und alles, was wir mit diesen hochproblematischen Kindern erleben, ist so perfekt getarnt, dass wir dahinter alles mögliche vermuten, nur keine Überlebensstrategie: Wir denken, es handele sich um „normale" Pubertätskrisen, um begründete Motive des Kindes, beispielsweise die Schule zu wechseln, um eine altersgerechte „Abnabelung von zu Hause", um ein lediglich „anstrengendes, schwieriges oder auffälliges" Kind, um Störungen im Sozialverhalten des Kindes, um Konzentrationsstörungen (auch unter ADS bekannt), Hyperkinetische Störungen (auch unter ADHS bekannt), um Lernbehinderungen, geistige Behinderungen, Lese- und Rechtschreibstörungen, Dyskalkulie (schlechte bis nicht vorhandene rechnerische Fähigkeiten) und um andere klassische kinder- und jugendpsychiatrische Störungen. Tatsächlich erfüllen die Kinder durch ihr Verhalten die Kriterien der jeweiligen Diagnose, aber dahinter steckt häufig im Grunde etwas anderes.

Die Aufgabe des Erwachsenen und des heilend begleitenden Menschen dieser Kinder ist es, diese Mechanismen bis in ihre Tiefen zu durchschauen und nicht mehr das zu sehen, was die Kinder uns an der Oberfläche zeigen oder was vor unseren Augen etwas anderes darstellt, als es tatsächlich ist. **Wir müssen lernen, das zu erkennen, was eigentlich hinter ihrem Verhalten steckt!!!** Zu beachten ist hierbei, dass die Kinder dieses Verhalten zunächst einmal nicht bewusst einsetzen, sondern dass hier eine jahrelang eintrainierte Überlebensstrategie angewendet wird, die bisher für das Kind aus seiner Sicht im Wesentlichen immer gelungen ist. Erst später, wenn man beginnt, erfolgreich mit dem Kind zu arbeiten, wird ihm das Motiv des Handelns immer bewusster. Erst dann bröckelt die Fassade, und die Tarnung ist nicht mehr so perfekt. Auf einmal wird sie für jeden durchschaubar, für den einen schneller, für den anderen langsamer.

Wenn man **das wahre Motiv der Kinder**, so und nicht anders zu handeln, nicht erkennt, tappt man trotz kleinerer oder auch größerer Erfolge im Dunkeln und dreht sich im Kreis. Viel schlimmer noch: Die Kinder können dem Teufelskreis dann oft ein Leben lang nicht mehr entfliehen, sie bleiben Gefangene ihrer selbst.

Aufgabe einer Pflege- oder Adoptivfamilie ist es also neben der normalen alltäglichen Erziehung, zusätzlich noch einen heilenden Weg zu beschreiten. Aufgabe der um die Familie herumstehenden Menschen (Sozialarbeiter, Lehrer, Richter, Ärzte etc.) ist es, diese schwere und komplizierte Aufgabe der Pflege- oder Adoptivfamilie nach Kräften zu unterstützen.

Ziel der Heilung ist eine Nachentwicklung des Kindes in allen Punkten, die sich aus verschiedenen Gründen nicht in ihm selbst ausbilden konnten. Voraussetzung dafür ist, dass die Pflege- oder Adoptivfamilie es schafft, **die zerstörte Lebens- und Gefühlshülle des Kindes so gut wie möglich wieder aufzubauen**. Das ist ein jahrelanger Prozess, der manchmal nur an einem seidenen Faden hängt und deswegen unter allen Umständen **in größtmöglicher Ruhe** für das Kind durchgeführt werden muss. Für diese Ruhe, die zur Heilung notwendig ist, sind **Innenfaktoren und Außenfaktoren** notwendig. Die Innenfaktoren betreffen die Eigenschaften der Pflege- oder Adoptivfamilie. Die Außenfaktoren umfassen die Hilfen und den Schutz der Pflege- oder Adoptivfamilie von außen.

Zu den **Innenfaktoren** der Pflege- oder Adoptivfamilie gehört zunächst die **Motivation**, ein Kind aufzunehmen. Da man vorher nicht weiß, ob man ein unauffälliges Kind bekommt oder ein schwer frühtraumatisiertes, hochproblematisches Kind, reichen Motive wie Mitleid, etwas Gutes tun zu wollen, ein Kind statt eines leiblichen Kindes haben wollen, nicht genügend ausgelastet zu sein oder eine soziale Berufsausbildung zu haben, alleine nicht aus.

Das einzige, was wirklich zählt ist:

- Ist es Ihnen möglich, Ihr angenommenes Kind aus tiefstem Herzen und auch unter schwierigsten Umständen zu lieben, so wie es jetzt ist?
- Könnten Sie zur Not Ihre ganze Zeit, vielleicht sogar teilweise Ihre berufliche Karriere für dieses Kind opfern?
- Hätten Sie als Familie, falls notwendig, die Kraft und die Stabilität, die schwierigen seelischen Belastungen des Kindes auf sich zu nehmen, damit es gesund werden kann?
- Sind **beide Partner** in der aufnehmenden Familie bereit, die Herausforderung, die diese Kinder an Sie stellen, mit allen weittragenden Konsequenzen auf sich zu nehmen, ohne Wenn und Aber?
- Ist Ihre Partnerschaft stabil und stark genug?
- Haben Sie als alleinerziehender Mensch genügend Kraft und genügend Hilfe?
- Sind Sie bereit, mit Ihren leiblichen Kindern diese Probleme zu tragen? Sind Sie bereit - denn auch das muss erwähnt sein - Ihre leiblichen Kinder mit möglichen zusätzlichen Konflikten zu belasten?

Und nicht zuletzt: **Sie sollten eine liebende, wärmende, geduldige und stabile Familie sein. Sie sollten als Familie die Kraft haben, durch alle Schwierigkeiten hindurch zu dem Kind zu stehen und durchzuhalten**, egal, wie es handelt oder welche Schwierigkeiten auch immer sich um das Kind herum von außen ergeben. Machen Sie sich bis in alle Tiefen klar, was das für Ihr Leben bedeuten kann. Um dies zu schaffen, müssen Sie vor der Aufnahme wissen, ob es Ihnen wirklich möglich ist, **ein Kind aus tiefstem Herzen zu lieben, unabhängig davon, wie es sich verhält.** Ohne das feste **Fundament der Liebe** werden Sie in Krisen früher oder später aufgeben.

An dieser Stelle möchte ich deutlich betonen, dass die hohen Anforderungen, wie ich sie hier aufliste, keineswegs bedeuten, dass Sie als Pflege- und Adoptiveltern nicht auch Fehler und Schwächen haben dürfen - das liegt in der Natur der Sache - Fehler und Schwächen gehören zum Menschsein dazu. Es wird Phasen geben, in denen Sie das Kind weniger lieben, in denen Ihnen selbst nicht danach zumute ist, Wärme zu geben, in denen Sie weniger geduldig sind, Ihnen selbst die Struktur fehlt, Sie ständig in die Luft gehen und die Konsequenz Sie im Stich lässt. All das ist normal und gehört auch in das Erleben der Kinder in einer normalen Familie.

Wichtig bei all dem ist nur: **Ihre Grundhaltung muss stimmen**. Es sollte immer wieder Ihr Bestreben sein, den oben genannten Idealen nachzustreben und zudem Ihr Verhalten auch immer wieder kritisch zu überprüfen. Suchen Sie sich eine gute Freundin, einen guten Freund der Familie, der auch in Krisensituationen noch zu dem Kind stehen kann und der Ihnen dann hilft, auch selbst wieder zu dem Kind zu finden - Menschen, die das Kind ohnehin ablehnen und Ihnen raten werden, es wieder abzugeben, wird es genügend geben.

Zu den **Außenfaktoren** gehören alle Menschen, die das Kind und damit die Familie von außen begleiten. Dazu gehören: die leiblichen Familien, die Sachbearbeiter im Jugendamt, die zuständigen Richter, die unterrichtenden Lehrer, die heilenden Therapeuten, die Erziehungsberater, die Verwandten der Pflege- oder Adoptivfamilie, die Freunde, Nachbarn usw. - Alle Menschen also, die von außen dafür sorgen können, dass **die Bemühungen der Pflege- oder Adoptivfamilie, einen heilenden Weg zu beschreiten, nach Kräften unterstützt werden**.

In der Umgebung eines frühtraumatisierten, hochauffälligen Kindes wird es häufig viele Turbulenzen geben. Diese müssen auf der Grundlage einer tiefen Erkenntnis des Kindes richtig gedeutet werden, um den Heilungsprozess überhaupt erst zu ermöglichen. Letztendlich ist es der entscheidende Beitrag der Außenwelt, dass das Kind mit so wenig Unruhe und Störungen von außen belastet wird, wie nur irgend möglich. Diesen Schutz sollten die Menschen, die um die Familie herumstehen, unbedingt gewähren, damit das Kind in seiner Pflege- oder Adoptivfamilie richtig ankommen kann, sich fallen lassen kann, geschützt und geliebt werden kann und so die Möglichkeit bekommt, zu gesunden.

Eine liebende, wärmende, schützende, strukturierte, konsequente, kraftvolle, stabile, ruhige, geduldige, dauerhafte, sich selbst reflektierende Pflege- und Adoptivfamilie sollte sich **viel Zeit** für ihr Pflege- oder Adoptivkind nehmen und vor allen Dingen **durchhalten, bis die Heilung abgeschlossen ist.**

Es kann sein, dass Ihr Pflege- oder Adoptivkind von Ihnen über Jahre hinweg die **Aufmerksamkeit eines ein- bis zweijährigen Kleinkindes** abfordert, das heißt, es kann sein, dass Ihr Kind wirklich Ihre ganze Kraft und Zeit benötigt und dass Sie keine Zeit mehr für sich haben werden. Sind Sie eine Persönlichkeit, die das dauerhaft leisten kann?

Aller Voraussicht nach wird die Heilung eines frühtraumatisierten, hochproblematischen Pflege- oder Adoptivkindes länger brauchen, als man sich dies zunächst vorstellt. Mit hoher Wahrscheinlichkeit wird der Heilungsprozess noch weit über den 18. Geburtstag hin andauern (vgl. auch Wiemann, 2002, Lehmkuhl und Oelsner, 2005).

Lassen Sie den Kindern Zeit!!!

Sie müssen damit rechnen, dass das Kind bis in seine zwanziger Jahre hinein braucht, ehe eine Gesundung eintritt; und diese Zeit sind wir ihnen schuldig, wenn wir die Verantwortung für dieses Kind übernehmen. Bedenken Sie, was diese Kinder durchgemacht haben, was alles in ihnen zerstört wurde. Dies muss alles in mühevoller und vor allen Dingen liebevoller, geduldiger Kleinarbeit wieder aufgebaut werden. Dafür sollten Sie sich als Eltern mehr Zeit nehmen, und den Pflege- oder Adoptiveltern sollte gerade von außen auch mehr Zeit gegeben werden, denn:

In einem begrenzten Wettlauf um die Zeit kann nichts erreicht werden!!!

Hierfür müssen noch die gesetzlichen Grundlagen geschaffen werden, damit die Kinder auch von juristischer Seite her genügend geschützt sind, um eine Heilung bis zum Ende zu gewährleisten.

In den noch folgenden Bänden der Reihe: „Mit den Augen eines Kindes sehen lernen" wird im Detail aufgeführt werden, wie genau eine solche Heilung vor sich geht. Es wird eine **spezielle heilende Pädagogik** für die hochproblematischen, frühtraumatisierten Kindern aufgezeigt.

Es wird darum gehen, wie eine Heilung in dem sicheren Hafen einer liebevollen, geduldigen, aber konsequenten und dauerhaften Familie gelingen kann. Hier müssen die zerstörte Lebens- und Gefühlshülle allmählich durch neue, künstliche ersetzt werden; und gleichzeitig müssen gestörte oder unterbrochene Entwicklungsprozesse wieder aufgenommen werden. Nur in dieser Ruhe und Geborgenheit einer solchen Familie können die grauenhaften Gefühle, die aufsteigen, in ihrer gefahrvollen Wirkung abgeschwächt werden. Diese Gefühle verlieren dann an Bedrohung für das Kind und können danach Stück für Stück vom Kind langsam betrachtet werden. Erst in diesem Stadium lässt sich das Kind von uns Außenstehenden allmählich in die Karten blicken. Die Frühtraumatisierung kann erst jetzt behutsam bearbeitet werden und abheilen.

Voraussetzung für eine Heilung ist, dass das Kind keine erneuten Erschütterungen mehr erlebt. Deswegen sollte man **alles vermeiden, was diesen heilenden Prozess stören oder gefährden könnte. Dies ist vor allen Dingen ein dringender Appell an alle um die Familie herum handelnden Menschen.**

Nicht viele Menschen bekommen in ihrem Leben **eine solch einmalige Chance**, ein Menschenkind wieder zum Leben zu erwecken, ihm ein Leben in Freiheit zu ermöglichen. Wer bereit ist, all die Opfer, Mühen und Entbehrungen auf sich zu nehmen, die diese schwer gebeutelten Kinder mit sich bringen, der wird **etwas sehr Kostbares schaffen**, wozu viele Menschen nie die Gelegenheit bekommen.

Es sind die vielen Lichter, die man im Leben dieser Kinder setzt, die vielen kleinen kostbaren, beglückenden Momente, die Sie dem Kind als Schatz mit ins Leben geben. **Mit diesem wertvollen Schatz von Ihnen ausgestattet, wird das Kind ein anderes Leben führen können, als es das vor Ihrer Zeit gekonnt hätte.** Es wird vielleicht erst viel später in seinem Leben auf diesen Schatz zurückgreifen, aber seien Sie versichert: **Der Schatz geht nie mehr verloren**, keine Sekunde Ihrer Arbeit und Mühen ist umsonst investiert, auch wenn es oft nach außen ganz anders aussieht.

Konzentrieren Sie sich stets auf die **vielen ganz winzigen Erfolge**, die das Kind Stückchen für Stückchen weiterführen, und freuen Sie sich über die großen Erfolge. Feiern Sie vielleicht je nach Erfolg zusammen mit dem Kind ein Fest, unternehmen

Sie etwas Außergewöhnliches, zeigen Sie dem Kind Ihre Wertschätzung und lassen Sie es etwas Besonderes erleben - sie alle haben es verdient. Nehmen Sie gleichzeitig jede noch so kleine Verbesserung für sich selbst wahr, denn Sie haben dies mit Ihrer Arbeit möglich gemacht und damit dem Kind ein Stück Leben geschenkt.

Einige dieser Lichter, die im Laufe der Zeit in den Pflege- und Adoptivfamilien bei den Fallbeispielen vom Beginn des Buches gesetzt wurden, möchte ich Ihnen nun als Momentaufnahmen aufzeigen, wohl wissend, dass es davor und danach auch etliche zum Teil einschneidende Rückschritte und Tiefschläge bei diesen Kindern gab. Ganz bewusst möchte ich das Buch aber mit diesen positiven Momentaufnahmen der kleinen und der großen Erfolge ausklingen lassen, die durch einen unermüdlichen Einsatz der Pflegeeltern oft in Kombination mit einer intensiven Beratung und Begleitung möglich wurden. Diese Erfolge sind zumindest eine Zeit lang für die Kinder ein Stück reale Lebensgeschichte gewesen und stellen Lichter in den Herzen dieser Kinder dar, auch wenn davor und danach häufig alles wieder düster aussieht und dunkle Wolken aufziehen.

Nicht immer bedeuten diese Erfolge und Lichtblicke, dass das Schicksal dieser Kinder auch so weiter verläuft, wie die folgenden Fallbeschreibungen hoffen lassen. Aber Lichtblicke sind immer Blicke ins Licht, sie hellen auf, bringen Trost und Entspannung. Sie bereichern und lockern. Sie sind ein Stück jenes Schatzes, den Sie Ihrem Kind zukommen lassen. Diese Schätze, die ich im folgenden beschreibe, gehen nicht verloren, auch wenn hoffnungsvoll wirkende Wege bei einigen dieser Kinder vorerst wieder scheiterten - aber unendlich bereichert scheiterten. Ihre Kinder werden durch Sie als Pflege- oder Adoptivfamilie unendlich bereichert und können so später im Leben mit einer ganz anderen Kraft und ganz anderen Möglichkeiten sich selbst helfen. Dies wäre vor Ihrer Hilfe als Pflege- und Adoptivfamilie nicht möglich gewesen.

Die Schilderungen schließen häufig ohne weitere Erklärungen unmittelbar an die Fallbeschreibungen vom Anfang des Buches an.

MARCEL lernt schon nach zwei Wochen in der intensiven Beratung und Begleitung, sich an die Regeln der Pflegeeltern zu halten und beginnt zusammen mit seiner Intensivbegleiterin den über Jahre verpassten Schulstoff aufzuholen. Nur noch ein einziges Mal muss der Notarztwagen kommen und nur noch zweimal läuft er weg, dann ist der Spuk vorbei. Marcel lernt tagsüber bei seiner Begleiterin soziale Situationen zu meistern und arbeitet für die Schule. Zum Abend und zur Nacht ist er dann wieder zu Hause.

Nach drei Monaten kann er eine private katholische Regelgrundschule besuchen und geht jetzt nur noch nachmittags zum sozialen und schulischen Lernen zu seiner Begleiterin. Nach weiteren drei Monaten findet sich ein privates katholisches Gymnasium, das bereit ist, Marcel trotz seiner Vorgeschichte aufzunehmen. Leider sind es 40 km Schulweg, aber die Pflegemutter ist bereit dieses Opfer auf sich zu nehmen. So bekommt Marcel das erste Mal in seinem Leben die Gelegenheit, ein ganz normales bürgerliches Leben zu führen. Er wird ein guter bis durchschnittlicher Schüler und kommt nur noch einmal pro Woche zu seiner Begleiterin, die ihn an diesem Tag auch stets in die Schule begleitet und so einen engen Kontakt zur Schule und zu den einzelnen Lehrern halten kann. Zudem erkennt sie dadurch unmittelbar soziale und leistungsmäßige Schwierigkeiten.

Marcel hat das Glück, eine hervorragende Klassenlehrerin zu bekommen, die es schafft, in einer Klasse mit mehreren nicht ganz so unauffälligen Kindern eine Atmosphäre zu schaffen, in der sich jeder wohl fühlen kann, jeder auf seine Weise integriert ist und es trotz mancher Schwierigkeiten keine Außenseiter gibt - eine ganz herausstechende Begabung dieser Lehrerin.

Marcel kann sich in dieser Zeit öffnen. Seine überaus liebenswerten Seiten bekommen immer mehr Gewicht. Er hängt sehr liebevoll an seinen Pflegeeltern und an seiner Begleiterin. Viele gute Gespräche werden mit ihm möglich, in deren Verlauf er über seine Ängste sprechen kann. Er weint und hat Angst verlassen zu werden oder dass jemand Liebes stirbt. Immer mehr kommt Stück für Stück eine ganz sensible Seele zum Vorschein, die mit seinem aggressiven und weglaufenden Verhalten von früher nur von all den tiefen Ängsten ablenken wollte. Viele wunderschöne Momente können mit ihm verlebt werden. Besonders beeindruckend ist, wenn er kocht - die besten und feinsten Gerichte mit mehreren Gängen, wozu er auch eigenständig die Zutaten besorgt - ein ganz großartiger Junge. Ein bisschen erinnert er in dieser Zeit an den Anton aus Erich Kästners Buch „Pünktchen und Anton“. Er möchte Koch oder Richter werden.

NATASCHA hat eine große Stärke und das ist ihr überaus liebes Wesen. Dieses Wesen bleibt bestehen bei allem, was sie auch sonst anstellt. Es scheint immer wieder durch wie eine nicht untergehende Sonne. Sie hat ein großes Interesse an den Sternen und daran, wie alles entstanden ist. Religion ist eines ihrer Lieblingsthemen, über die man mit ihr in aller Tiefe und Ernsthaftigkeit stundenlang sprechen kann.

Ihre Pflegemutter schafft es, dass Natascha, solange die Pflegemutter ein Auge auf sie hat, immer sauber und ordentlich gekleidet ist, ihre Sachen in Ordnung bleiben, sie ihre Zahnspange erstaunlicherweise sehr fleißig trägt und die sonstigen Dinge des alltäglichen Lebens ganz gut laufen. Trotz vieler Unregelmäßigkeiten geht Natascha jeden Tag zur Schule und hat ein eigenes Interesse daran, ihre Hausaufgaben zu erledigen, was von ihren Sonderschullehrern immer wieder lobend hervorgehoben wird.

In der intensiven Beratung und Begleitung beginnt sie nach jahrelanger Arbeit zunächst nur kurz zu grinsen, dann immer mehr auch über sich selbst zu lachen. Sie schafft es nicht mehr durchgängig eine geistige Behinderung vorzutäuschen. Das Normale kommt immer mehr durch. Sie kann sich stundenweise ganz normal benehmen und hat auch inhaltlich sehr viel dazu gelernt. Eigentlich hat sie jetzt das gesamte Handwerkszeug, um ein normales Leben zu beginnen. Aber die Angst es aus eigenem Antrieb nach außen zu zeigen, ist noch zu groß. Nur ihre Begleiterin bekommt sie so normal zu sehen, das ist aber immerhin ein erster Schritt. Sie kann auch manchmal offen über ihre Ängste reden, und erlebt in diesen Momenten keine Gefahr mehr dabei, sie auch auszusprechen. Schwierigste Situationen können plötzlich mit sehr viel Geschick, Liebe und Geduld aufgelöst werden, was früher niemals möglich gewesen wäre.

PAUL kann, nachdem er wieder zu Hause ist, erstaunlicherweise erneut ein ganz normales bürgerliches Leben beginnen: Er geht wieder regelmäßig zur Schule, kommt immer nach Hause und macht wieder seine Aufgaben. Dies alles wird durch die gute Zusammenarbeit der Pflegemutter mit der Intensivbegleiterin möglich. Es ist keine leichte Zeit, aber auch hier: diese unendliche Tiefe.

Auch er hat diese innige Beziehung zu religiösen Fragen und wird in dieser Zeit konfirmiert. Seine Pflegemutter denkt, dass er auch ein guter Priester werden könnte. Es ist schön und angenehm, die Zeit mit ihm zu verbringen. Er ist ein sehr sympathischer, liebenswerter, intelligenter und interessanter junger Mann.

So ist **DENISE**, wenn es zur Sache geht, dann so richtig dramatisch. Aber das ist nur eine Seite von ihr. Die Pflegemutter hat an diesem Tag aus Angst, dass Denise weglaufen könnte, den Fehler gemacht, die Wohnung im zweiten Stock abzuschließen. Sie hat es gut gemeint, aber sie weiß jetzt, dass es ein Fehler war. Sie hat nun gemerkt, was die Todesangst ihrer Pflegetochter bewirken kann. Abgeschlossen hat sie nie wieder.

Die andere Seite von Denise ist ein sehr schmusiges und anhängliches Wesen. Sie liebt und bewundert ihre Pflegemutter über alles, und sie sind sich beide sehr ähnlich, vielleicht ist das mit ein Grund dafür, dass sie so häufig aneinandergeraten. Die Jahre mit Denise sind insgesamt trotz aller Schwierigkeiten wundervoll. Denise und ihre Pflegemutter unternehmen viel miteinander, und die Zeit ist so reich erfüllt mit so vielen unendlich kostbaren Momenten: beide spielen zusammen, besuchen Freunde, machen Radtouren, fahren Inline Skates, erkunden die verschiedenen Baumarten, gehen in den Zoo und ins Kino, besuchen Konzerte, wandern, feiern viele Feste zusammen, sie musizieren zusammen. Die Pflegemutter liest ihr die gesamte deutsche, englische und amerikanische Kinderliteratur vor. Sie singen und sie lachen viel - nicht eine Minute davon will die Pflegemutter missen.

HERMANN konnte mit Hilfe seiner Intensivbegleiterin zurück auf sein altes Gymnasium. Diese Tatsache hat ihn letztendlich gerettet. Zunächst ist er auch ein richtig guter Schüler trotz des fehlenden halben Jahres auf der Realschule, das er jetzt aufholen muss. Dann setzt die Pubertät ein und seine Leistungen geraten ins Wanken. Immer deutlicher kommt seine Anstrengungsverweigerung durch. Zunächst kann dieses fast ein ganzes Jahr noch durch die Intensivbegleiterin aufgefangen werden. Das ist ein kostbares Jahr, das ihm erneut geschenkt wird. Zu Hause bleibt die Pflegemutter mit Hilfe der Begleitung eisern dabei, dass die

Grundregeln des Umgangs eingehalten werden und hat damit auch Erfolg: Was draußen auch schief läuft, zu Hause hält sich Hermann weitestgehend an die Regeln.

In der Schule springt ein Jahr später die Klassenlehrerin ein. Sie hält ihre schützenden Hände ein weiteres Jahr über Hermann, der längst schon keine akzeptablen Leistungen mehr abgibt und ein für ein Gymnasium nicht tragbares Sozialverhalten zeigt. Aber er geht zur Schule, erledigt zu Hause seine Pflichten und bleibt seinem Fußballverein treu.

Als er dann nach 3 Jahren zum Halbjahr das Gymnasium wegen zu schlechter Leistungen verlassen muss und auf seinen Wunsch zur Hauptschule wechselt, ist er so alt, dass dies keine wirkliche Gefahr mehr für ihn bedeutet: Ein halbes Jahr noch, und er hat seinen Hauptschulabschluss mit der Möglichkeit, in einem weiteren Jahr den Realschulabschluss nachzuholen. Natürlich ist er hier auf Anhieb ein guter Schüler, weil er trotz aller Anstrengungsverweigerung auf dem Gymnasium sozialisiert worden ist und gar nicht anders kann, als eben ein guter Hauptschüler zu sein. Die Zeit auf der Hauptschule ist selbst für ihn zu kurz, um abzurutschen, denn nach der auch für ihn normalen Anpassungsphase ist der Hauptschulabschluss schon geschafft.

JENNIFER hat es trotz aller massiven Schwierigkeiten dank ihrer unglaublich kompetenten und einsatzfähigen Pflegemutter, die sich auch ein bisschen begleiten lässt, geschafft, dass Jennifer die Grundschule, die Zeit auf dem Gymnasium und auf der Realschule übersteht ohne ein Sonderschulaufnahmeverfahren. Sicherlich ist es hier immer hilfreich, dass die Pflegemutter auf ihre Begleiterin zurückgreifen kann, die die kniffeligen Gespräche mit den Lehrern führt. Immer wieder findet die Pflegemutter Wege, die massive Anstrengungsverweigerung von Jennifer aufzuweichen. Aber es ist ein ständiger Kampf. Bewundernswert ist der Einsatz der Pflegemutter, die über die ganzen Jahre den Kontakt zu ihrer Pflegetochter nie verloren hat und sie immer wieder auf die Spur setzt. Die Rahmenbedingung, die beide Pflegeeltern schaffen, sind idyllisch, so ein bisschen, wie man sich Bullerbü vorstellt, und Jennifer guckt von ihren an zwei Seiten ihres Zimmers befindlichen Fenstern auf grüne Wiesen, wo die eigenen Tiere weiden.

Vor ihren Eltern kann Jennifer ihr Wohlbefinden nicht ausdrücken, im Gegenteil, es ist kein Zuckerschlecken, mit ihr zu leben. Aber Jennifer nimmt alles mit, jede Sekunde dieser Familienatmosphäre, die Werte und Vorstellungen der Pflegeeltern, das, was sie Jennifer vorleben; all dies ist in ihrem Herzen bewahrt. Und wenn sie dann hinausgeht zu anderen Menschen, merkt man mit jedem Wort, das sie spricht, den reichen Schatz, der ihr Tag für Tag mitgegeben wird. Sie kann zwar wenig von dem, was sie da erzählt, einhalten, aber sie könnte davon nicht so detailliert berichten und andere Menschen derart überzeugen, wenn es nicht ganz tief in ihrem Herzen verankert wäre.

Das, was die Adoptiveltern von **ANTONIO** Liebenswertes aus der Grundschulzeit erzählen, ist im Kern noch erhalten. Leider zeigt sich dies nach außen nur noch wenig, als die Begleiterin Antonio schon weit in der Pubertät kennenlernt. Er kann ganz bezaubernd lächeln und genießt die Aufmerksamkeiten in der Beratung sehr: den Besuch eines Fußballspiels in der VIP-Lounge seines Lieblingsvereins, einen Kinobesuch oder einen Theaterbesuch. Er kann dies sowohl vor seiner Intensivbegleiterin als auch vor seinen Adoptiveltern aber nicht zugeben, sondern wirkt eher wie versteinert. Aber Gleichaltrige bekommen mit, wie er mit leuchtenden Augen ihnen begeistert davon erzählt und damit prahlt.

JASMIN wirkt nach außen wie ein überdurchschnittlich wohl erzogenes, aber auch erfolgreiches Kind. Sie spielt Querflöte, geht zum Tanzunterricht, turnt einmal die Woche, joggt auch ganz gerne, hat gute Umgangsformen, ist immer ansehnlich gekleidet, ist begehrt bei ihren Klassenkameraden und hat unglaubliche soziale Kompetenzen. In der Oberstufenzeit ist sie engagiert, setzt sich für Schwächere ein und meistert auch diese Zeit mit Bravour. Niemand würde vermuten, wie viel tägliche Arbeit von ihr und ihren Pflegeeltern, zu denen sie ein liebevolles und vertrauensvolles Verhältnis hat, dahinter steckt. Niemand würde vermuten, dass sie ihre ganze Schulzeit fast nur lernend bzw. das Lernen verweigernd am Schreibtisch verbringt. Glücklicherweise geben ihre Pflegeeltern, trotz aller Bedenken, dass Jasmin ihre Kindheit am Schreibtisch sitzend verpasst, nie auf, denn Jasmin hat durch ihre frühen grausamen Kindheitserlebnisse der ersten fünf Jahre alle Voraussetzungen im Leben zu scheitern. Niemand würde heute mehr ihren schweren Start ins Leben dahinter vermuten, denn sie hat sich so wunderbar positiv entwickelt und kann jetzt durch die unermüdliche Arbeit ihrer Pflegemutter ein normales bürgerliches Erwachsenenleben führen - ein kleines Wunder - erreicht durch einen unermüdlichen Einsatz ihrer Pflegemutter.

Dies ist nicht das erste und nicht das letzte Mal, dass **CHRISTINE** um ihre Weggabe kämpft, dabei liebt sie ihre Pflegeeltern über alles, sie ist so froh, sie gefunden zu haben. Sie empfindet sich auch deshalb trotz ihres schweren Schicksals als „Glückskind". Sie liebt es, mit ihrer Pflegemutter stundenlang über Gott und die Welt zu reden, das ist wirklich die Stärke ihrer Mami, Mamele oder Mamuschka, wie sie sie liebevoll nennt. Mit Papi oder Papile hingegen kann man wunderbare Radtouren quer durch Europa machen, dafür bewundert sie ihn. Er ist so sportlich und so stark.

Nach einem solchen Streit, wie vorn im Buch beschrieben, in dem ihre Todesangst wieder stärker wird als sie selbst, kann sie im nächsten Moment auch wieder in den Armen ihrer Pflegeeltern liegen und verzweifelt weinend um Verzeihung bitten. „Könnt ihr mir das bitte noch einmal verzeihen? Es wird auch nie wieder vorkommen." Natürlich will sie nicht weg, nichts fürchtet sie mehr, als dass die Pflegeeltern sie weggeben würden. Nachts hat sie Alpträume von blutrünstigen Haien, die sie und ihre Liebsten auffressen. Oder sie fürchtet tagsüber bei wachem Verstand am ganzen Körper zitternd, dass ihr leiblicher Vater, an den sie sich nicht mehr erinnern kann, sie mit Gewalt aus der Wohnung der Pflegeeltern holt. Bei fast jeder kleinsten Meinungsverschiedenheit, ja bei kleinsten atmosphärischen Störungen, ist ihr Standardsatz: „Ihr wollt mich doch sowieso nur weggeben!" Das ist schwer für die Pflegeeltern, denn sie geben ihre ganze Kraft und Liebe in dieses Leben mit ihrer Pflegetochter. Nie würden sie sie weggeben, für sie ist klar, sie darf bleiben, bis sie ein bürgerliches Leben führen kann, auch wenn dies erst sehr spät der Fall sein wird.

Aber die Phasen zwischen den Auseinandersetzungen sind wunderschön, nicht einen Tag wollen sie mit ihrer Tochter missen. Jeder Moment mit ihr ist so kostbar, und sie ahnen, was für ein wunderbarer und wertvoller Mensch hinter all den Schwierigkeiten und Ausbrüchen steckt.

HEINZ kann sich hervorragend einfühlen in andere Menschen, er würde ein guter Psychologe oder Psychiater werden. Er steht sich häufig selbst im Wege, aber die Mädchen mögen ihn trotzdem, da er eine solche Tiefe hat, die sie sonst bei anderen Jungs vermissen.

Heinz geht jeden Tag mit gutem Erfolg zur Schule und schafft so seinen Realschulabschluss und seine Zugangsberechtigung zur Oberstufe. Den Schritt aber weiter zum Abitur, den traut er sich dann doch nicht zu, obwohl er das Zeug dazu hat. Da ist die Angst vor dem Versagen dann doch zu groß. Stattdessen macht er eine handwerklich-künslerische Lehre, eine seiner absoluten Stärken. Mit etwas Biss kann er hier weit kommen und richtig Karriere machen.

Als **EMMA** das erste Mal in die Beratung kommt, sind gerade mehrere Kinder in der Beratungspraxis. Sie haben Gruppenunterricht, eine gute Form, soziale Interaktionen einzutrainieren und in der Gruppe am Verhalten der Anderen zu lernen. Auch hier bekommt Emma zunächst Extraaufgaben, weil die Intensivbegleiterin sie erst noch einstufen möchte. Emma bekommt einfache Aufgaben in allen vier Rechenarten und rechnet und rechnet. Die anderen lernen gerade Bruchrechnen, Stoff der 6. Klasse am Gymnasium. Der Intensivbegleiterin fällt Emma nicht weiter auf, weil hier alle Kinder rechnen. Man hört eine Stecknadel fallen, so konzentriert sind alle bei der Sache. Emma fügt sich unauffällig ins Bild. Als die Pflegeeltern das Ergebnis nachher sehen, fallen sie aus allen Wolken, denn das erste Mal in Emmas Leben hat sie zwei Stunden ohne Pause gerechnet und noch nie in ihrem Leben hat sie bisher multipliziert oder dividiert. Jetzt ist auch die Intensivbegleiterin überrascht.

Am Abend im Restaurant sind die Pflegeeltern noch mehr erstaunt. Als ein Bekannter an den Tisch kommt, um kurz mit den Pflegeeltern zu sprechen, springt Emma schnell auf und begrüßt den Bekannten von sich aus mit Handschlag. Das hat sie bereits am ersten Tag in punkto Umgangsformen in der Beratungs- und Begleitungspraxis gelernt.

Emma nimmt dann regelmäßig am Gruppenunterricht der Beratungs- und Begleitungspraxis teil, der sich inhaltlich meist an den Großen orientiert, aber sie hält immer mit den anderen mit. Ohne größere Probleme nimmt sie neben den sozialen Themen zum Verhaltenstraining auch die Inhalte der sechsten, der siebten oder der achten Klasse des Gymnasiums auf, je nachdem, welches Thema gerade besprochen wird. Selbst im Spiel- und Sportbereich, wo sie Bewegungsdefizite hat, hält sie sich sehr gut. Sie fügt sich auch sonst in das in der Gruppe erlernte gute Benehmen und Sozialverhalten ein.

Schon nach einigen Wochen redet niemand mehr in der Schule von einem Sonderschulaufnahmeverfahren. Am Ende des Schuljahres wiederholt sie auf eigenen Wunsch die vierte Klasse, um noch ein wenig Zeit vor der weiterführenden Schule zu haben. Schließlich wird sie auf ein privates katholisches Mädchengymnasium aufgenommen, in welchem sie anschließend ohne jede weitere Begleitung den Lateinzweig ab der fünften Klasse besucht.

RICARDA kann lange und konzentriert spielen. Mit ihrer Adoptivschwester zusammen baut sie riesige Spiellandschaften auf und stundenlang sind beide nicht mehr zu sehen. Sie spielt Cello, spielt gerne mit ihren Freundinnen auf der Straße, geht in mehrere Sportvereine und hat einen guten Bekannten- und Freundeskreis. Nie steht das Telefon still, denn soziale Kommunikation und sportliche Interaktion, das sind ihre absoluten Stärken.

Die Adoptiveltern machen aus der Not eine Tugend und umgehen die Sonderschule für Erziehungshilfe durch die körperliche Erkrankung ihrer Tochter, die sie schon seit Geburt hat. Sie suchen eine gute Sonderschule für Körperbehinderte und ermöglichen ihr so doch noch einen Weg zum regulären Schulabschluss ohne den zusätzlichen sozialen Druck einer Sonderschule für Erziehungshilfe.

SABRINA macht große Fortschritte und kann durch die unermüdliche Arbeit ihrer Pflegemutter schließlich eine Regelschule mit durchschnittlichem Erfolg besuchen. Langsam beginnt sie, auch harmonische, friedliche, stille Situationen zu ertragen und ist in der Lage mit zehn Jahren das Geigenspielen zu erlernen. Mit großer Begeisterung besucht sie zusammen mit ihren Pflegeeltern große klassische Konzerte mit 2000 Zuhörern in Konzertsälen, in denen man jedes noch so kleinste Geräusch hören kann. Sie aber lauscht mucksmäuschenstill zwei stündigen Konzerten, am liebsten von ihrem großen Vorbild Anne-Sophie Mutter, die sie verehrt und der sie nachstrebt. Später möchte sie Dirigentin werden und bekommt zu ihrem großen Entzücken zum Geburtstag einen Dirigentenstab von ihren Pflegeeltern geschenkt.

Zum Abschluss möchte ich Ihnen noch die Geschichte eines schon immer sehr unauffälligen Mädchens aus der Türkei erzählen, welches mit seiner Liebe und seinem unendlichen Vertrauen seine Qualen überlebte und stets einen sehr bürgerlichen Weg ging. Es zeigt, dass nicht jedes frühtraumatisierte Kind mit Auffälligkeiten reagiert, sondern dass es auch ganz dem bürgerlichen Leben angepasste Überlebensstrategien gibt, die am ehesten dem „Totstellen" im Sinne von „unauffällig-sein" entsprechen. Zusätzlich versuchte dieses Mädchen mit seiner innigen Liebesfähigkeit und seinem tiefen Vertrauen sich immer wieder in der Todesgefahr mit dem Höhlenbären anzufreunden (siehe Seite 124 oben) - eine ungewöhnliche Strategie, die ihm eine enorme menschliche Größe abverlangte - aber doch eine mögliche Überlebensmethode, wie wir sehen werden.

Solche vollkommen unauffälligen Kinder brauchen dementsprechend keine spezielle Pädagogik, sondern lediglich eine liebende, wärmende und schützende Familie, die durch Geborgenheit, Schutz und Liebe über die Zeit die Wunden heilt. Dieses Mädchen war stets sehr liebenswert, überdurchschnittlich charmant und strahlt bis heute eine unglaubliche Liebesfähigkeit aus. Sie absolvierte später ihr Abitur, machte eine akademische Karriere und gründete eine wundervolle Familie, in der wieder diese gleiche Liebenswürdigkeit lebt, die dieses Mädchen ausmachte. Die folgenden Zeilen hat sie mir als Reaktion auf dieses Buch aus ihrer Sicht aufgeschrieben. Ich habe die Geschichte bewusst in ihrer Originalversion gelassen und sie nicht mehr überarbeitet.

„Das Lesen dieses Buches erinnert mich sehr an meine Zeit als Kind ... meine Mutter hat mich gleich nach der Geburt bei meinen Großeltern im türkischen Heimatort zurückgelassen ... erst vier Jahre später haben meine Eltern mich und meine beiden kleinen Brüder zu sich nach Deutschland geholt ... das war damals bei Gastarbeitern nicht unüblich ... die Hölle begann gleich nach unserer Ankunft in Deutschland ... ich wurde ohne Grund mit einem Ledergürtel verprügelt und musste oft zur Strafe im Treppenhaus schlafen ... den Haushalt musste ich schon mit Sechs komplett machen, und für die Schule musste ich allein aufstehen und mich und meine Brüder richten. Nach der Schule kam ich nach Hause in eine leere Wohnung ... Ich erinnere mich noch genau, dass ich damals schon genau wusste, was meine Eltern machen, ist nicht in Ordnung. Ich war erleichtert, als das Jugendamt kam, um nach uns zu schauen, weil die Eltern meiner Schulkameraden sie auf unsere Zustände aufmerksam gemacht haben. Danach war es tatsächlich eine Weile gut. Damals wollte ich auf gar keinen Fall weg, denn wer kümmert sich dann darum, dass meine Eltern sich nicht gegenseitig umbringen? Auch das hatten sie schon in meinem Beisein versucht. Als es dann wieder schlimmer wurde, und es wurde viel schlimmer als zuvor, habe ich immer gehofft, das Jugendamt oder irgendjemand sonst würde uns holen kommen und ins Heim bringen. Das habe ich mir wie das Paradies auf Erden vorgestellt. Aber es kam niemand, und ich habe versucht, uns Kinder von diesen schlimmen Situationen fernzuhalten ...

Das Leben später in einer Pflegefamilie war besser, aber nicht viel ... es waren nicht die körperlichen Misshandlungen und die enormen Strafen, sondern die kleinen Stiche böser Worte und Taten ... wie zum Beispiel: „Du bist zu dumm, um Abitur zu machen!“ ... oder alle fahren in Urlaub, nur Du bleibst zu Hause und kümmerst Dich um Haus und Garten ... oder Du musst das ganze Haus putzen, die anderen können spielen ... für mich galten immer andere Regeln, als für meine Pflegegeschwister ... Besonders entsetzlich war für mich, dass meine Pflegeeltern mich direkt nach dem Abitur aus dem Haus geworfen haben und ich gar nicht wusste, wie mein Leben weitergehen sollte ... die Menschen sollten wissen, auf was sie sich bei der Aufnahme eines Kindes einlassen, denn genau das werfe ich meinen Pflegeeltern bis heute vor: Sie haben sich das Ganze vor der Aufnahme nicht so genau überlegt ... und dennoch war ich froh, meinen leiblichen Eltern entkommen zu sein ...

In all dieser Zeit war ich ein sehr unauffälliges Kind, eher schüchtern, still und ich habe jedem und allen vertraut ... jeder Vertrauensbruch hat mich unheimlich verletzt, aber immer wieder von vorne habe ich allen vertraut ... Beim Schreiben dieser Zeilen wird mir übel ... ich dachte gar nicht, dass mich dieses Thema so trifft ... aber ich habe viel Glück gehabt und auch viele tolle Menschen kennen gelernt, die mir weitergeholfen haben ...“

Vielleicht wartet ein Kind auch auf Ihre Hilfe. Ein Kind vielleicht, das wie alle in diesem Buch vorgestellten Kinder seine Ohnmacht und seine Todesangst nicht in Worte fassen kann. Vielleicht wartet ein Kind auf Sie, welches ohne Ihre Hilfe keine Möglichkeit hat, aus seinem Teufelskreis herauszutreten. Es wartet eventuell auf jemanden wie Sie, der lernt, seine Welt mit seinen Augen zu sehen und es bis in seine Tiefen versteht. Möglicherweise wartet es auf Sie als diensthabender Arzt im Krankenhaus, auf Sie als Kinder- oder Hausarzt, auf Sie als aufmerksame Kindergärtnerin oder Lehrerin, auf Sie als gut beobachtende und couragierte Sachbearbeiterin im Jugendamt, auf Sie als sich tief hineindenkenden Gutachter, auf Sie als urteilenden Richter und auf Sie als aufnehmende, einfühlsame und schützende Pflege- oder Adoptivfamilie.

XIV. Nachwort

Vielleicht sind bei der Lektüre meines Buches noch einige Fragen offen geblieben. In meinen Seminaren erlebe ich immer wieder, mit wie vielen unterschiedlichen Problemen Pflege- und Adoptiveltern auf mich zukommen. Natürlich reicht nicht immer die Zeit aus, um alle wichtigen Fragen zu erörtern. Aus diesem Grund habe ich eine kostenlose Sprechstunde eingerichtet, bei der mich interessierte Eltern telefonisch oder per E-Mail ansprechen können. Auf meiner Webseite www.pflege-kinder-web.de finden Sie - neben weiteren wichtigen Infos - die aktuellen Zeiten, Telefonnummern und Adressen. Bitte scheuen Sie sich nicht, mich persönlich anzurufen oder mir eine mail zu schicken: Als ehemalige Pflegemutter weiß ich aus eigener Erfahrung, dass es manchmal besonders wichtig ist, sich auf schnelle und unkomplizierte Art und Weise Rat zu holen. Dies gilt natürlich besonders in der Krisensituation. Also, ich freue mich auf Ihre Nachricht!

XV. Verwendete Literatur

Ainsworth, M.D.S.; Bell, S.M.; Stayton, D.J. (1974): *Infant-Mother Attachment and Social Development. "Socialization" as a Product of Reciprocal Responsiveness to Signals.* In: Richards, P.M. (Hrsg.): The integration of child into a social world; Cambridge University Press; S. 99 - 135

Aronson, M.; Hagberg, B.; Gillberg, C.(1997): *Attention deficits specturm problems in children exposed to alcohol during gestation: a follow-up study.* Developmental Medicine Child Neurology. 39 (9): 583-587

Ballhoff, R. (1992): *Kinder vor Gericht: Opfer, Täter, Zeugen.* Beck'sche Bücher. Beck Verlag

Berk, L. (2004): *Entwicklungspsychologie.* 3. Auflage. Pearson Studium

Biermann, G. (1979): *Lang wirkende Traumen nach Krankenhausaufenthalt.* Klinische Pädiatrie. 191 (4): 395-405.

Birck, A. (2001*): Die Verarbeitung einer sexuellen Missbrauchserfahrung in der Kindheit.* Doktorarbeit in Psycho logie an der Universität zu Köln. www.webdoc.gwdg.de/ebook/d/2003/uni-koeln/11w1106.pdf

Blandow, J. (2002): *Fachliche Leitbilder im Pflegekinderbereich - Neue Entwicklungslinien und Handlungsfelder in der Familienerziehung.* AGSP. www.agsp.de/html/d27.html

Bowlby, J. (2001): *Frühe Bindung und kindliche Entwicklung.* 4. Aufl. Ernst Reinhardt Verlag.

Brisch, K.H.; Hellbrügge, T. (Hrsg.) (2003): *Bindung und Trauma. Risiken und Schutzfaktoren für die Entwicklung von Kindern.* Stuttgart: Klett-Cotta

Brisch, K.-H. (2004): *Bindungsstörungen, ihre Folgen und Möglichkeiten der Therapie.* In: Gebauer, Hüther. Kinder brauchen Wurzeln. 4. Auflage. Walter Verlag.

Bürgerliches Gesetzbuch (BGB): §§1626-1717. http://bundesrecht.juris.de/bgb/

Büttner, C.; Ende, A. (1990): *Trennungen Kindliche Rettungsversuche bei Vernachlässigung, Scheidung und Tod.* Jahrbuch der Kindheit. Band 7.Beltz Verlag. ISBN 3-407-34047-8

Deegener, G.; Körner, W. (2005): *Kindesmisshandlung und Vernachlässigung. Ein Handbuch.* Hogrefe-Verlag . Auflage: 1. ISBN: 3801717461

Deutsche Gesellschaft für Kinder- und Jugendpsychiatrie und Psychotherapie. (2003): *Leitlinien zur Diagnostik und Therapie von psychischen Störungen im Säuglings-, Kinder- und Jugendalter.* 2. Aufl. Deutscher Ärzte Verlag.

Dozier, M.; Stovall, K.C.; Albus, K.E.; Bates, B. (2001): *Attachments for Infants in Foster Care: The Role of the Caregiver's State of Mind.* Child Development. Vol. 72. 1467-1477.

Duden - Das Fremdwörterbuch. (2005): .8. Auflage. Duden Verlag

Ebel, A. (2000): *Traumatisierte Kinder erziehungsunfähiger Eltern - Usachen und Folgen von Traumatisierung im Kindesalter und der Umgang damit in der Pflegefamilie.* AGSP. www.agsp.de/html/a43.html

Eberhard, G. und K. (2000): *Das intensivpädagogische Programm - ein Aktionsforschungsprojekt für psychisch*

traumatisierte Kinder und Jugendliche in sozialpädagogisch und psychotherapeutisch betreuten Pflegefamilien; Idstein/ Wörsdorf

Eberhard, K., Eberhard, G., Malter, C. (2001): *Das Kindeswohl auf dem Altar des Elternrechts.* AGSP. www.agsp.de/html/a6.html

Egle, T.U.; Hoffmann, S.O.; Joraschky, P. (2004): *Sexueller Missbrauch, Misshandlung, Vernachlässigung.* Schattauer. 3. Aufl. ISBN: 3794523148

Finger-Trescher, U.; Krebs, H. (2000): *Misshandlung, Vernachlässigung und sexuelle Gewalt in Erziehungsverhältnissen.* Psychosozial-Verlag. ISBN: 389806008X

Fock, K.-U. (2005): Vorträge und Seminare 2005. AGSP. www.agsp.de/assets/applets/vortrage_und_seminare_06.pdf

Fonagy, P.; Steele, M.; Steele, H.; Moran, G.S.; Higgitt, A.C. (1991): *The capacity of understanding mental states. The reflective self in parent an child and its significance for security of attachment.* Infant Mental States Journal, 12 (3): 201-218.

Gebauer, K.; Hüther, G. (Hrsg.): (2001*): Kinder brauchen Wurzeln - Neue Perspektiven für eine gelingende Entwicklung.* 4. Aufl. Walter-Verlag. ISBN 3-530-40124-2

Gebauer, K.; Hüther, G. (Hrsg.): (2002*): Kinder suchen Orientierung- Anregungen für sinn-stiftende Erziehung.* Walter Verlag. ISBN 3-530-40136-6

Grossmann, K.E.; Grossmann, K. (2003): *Bindung und menschliche Entwicklung.* Stuttgart: Klett-Cotta

Grossmann, K.E.; Grossmann, K. (2004): *Das eingeschränkte Leben. Folgen mangelnder und traumatischer Bindungserfahrungen.* In: Gebauer, Hüther. Kinder brauchen Wurzeln. 4. Auflage. Walter Verlag

Gruen. A. (2002): *Die Sehnsucht nach Liebe und ihre Schattenseite.* In: Gebauer und Hüther. Kinder suchen Orientierung- Anregungen für sinnstiftende Erziehung. Walter Verlag.

Gunnar, M. (1998): *Quality of early care and buffering of neuroendocrine stress reactions: Potential effects: Potential effects on the developing human brain.* Preventive Medicine 27, 208-211.

Hassenstein, B. (1990).*Claudia - Persönlichkeitsstabilisierung eines schwerstdeprivierten Kindes.* In: Büttner/ Ende; Trennungen Kindliche Rettungsversuche bei Vernachlässigung, Scheidung und Tod.

Heinemann, E. (2002): *Auf der Suche nach geschlechtlicher Identität - Sozialisation und Erziehung in westlichen und mutterzentrierten Kulturen aus psychoanalytischer Sicht.* In: Gebauer und Hüther. Kinder suchen Orientierung- Anregungen für sinnstiftende Erziehung. Walter Verlag.

Helfer, M. E.; Kempe, R. S.; Krugman, R. D.(2002): *Das misshandelte Kind. Studienausgabe.* Suhrkamp. 1. Aufl. ISBN: 351858359X

Hopp, H. ; Lambeck, S. ; Hüther, G. ; Siefert, S. (2004): *Traumatisierte Kinder in Pflegefamilien und Adoptivfamilien.* Ratingen: PAN

Hüther, G. (2001): *Die Bedeutung emotionaler Sicherheit für die Entwicklung des kindlichen Gehirns.* In: Kinder brauchen Wurzeln (Walter Verlag)

Hüther, G. (2002): *Die Folgen traumatischer Kindheitserfahrungen für die weitere Hirnentwicklung.* AGSP. www.agsp.de/html/a34.html

Hüther, G. (2004): *Die Folgen traumatischer Kindheitserfahrungen für die weitere Gehirnentwicklung.* In: Traumatisierte Kinder in Pflegefamilien und Adoptivfamilien. Ratingen: PAN

Huber, M. (2003): *Trauma und die Folgen , Trauma und Traumabehandlung Teil 1.* Junfermann Verlag Paderborn

Jacobson, S. (1997): *Assessing the impact of maternal drinking during and after pregnancy.* Alcohol health & research world. Vol. 21 (3)

Klebanov, P.K.; Brooks-Gunn, J.; McCormick, M.C. (1994): *Classroom behaviour of very low birth weight elementary school children.* The American Academy of Pediatrics. Vol 94 (5): 700-708.

König, K. (1999): *Der Kreis der zwölf Sinne und die sieben Lebensprozesse.* Verlag Freies Geistesleben. ISBN: 3-7725-1858-3

Koppe, Malter, Stallmann. (2000): *Zur Situation von Familien mit behinderten Pflegekindern.* AGSP. www.agsp.de/html/a2.html

Lambeck, S. (2004): *„Nur" schwere Kindheit oder traumatisiert?* In: Traumatisierte Kinder in Pflegefamilien und Adoptivfamilien. Ratingen: PAN

Lehmkuhl, G.; Oelsner, W. (2005) *Adoption -Sehnsüchte, Konflikte, Hoffnungen.* Walter Verlag. ISBN 3-530-40175-7

Liebertz, K. (1990): *Gesundheitliche Entwicklung von High-risk Kindern.* In: Büttner/ Ende; Trennungen Kindliche Rettungsversuche bei Vernachlässigung, Scheidung und Tod.

Linke, M. (2003): Rede der Sozialministerin auf dem V. Rostocker Universitätssymposium zu aktuellen Fragen und Problemen der Schulpädagogik. www.sozial-mv/pages/Rede30.htm

Main, M.; Goldwyn, R. (1984): *Prediciting Rejection of her Infant from Mother's Representation of her own Experience: Implications for the Abused-abusing Intergenerational Cycle.* Child Abuse and Neglect. Vol. 8 (2): 203-217.

Malter, C. (2003): *Heilsame Bindungen für schwer traumatisierte Kinder.* AGSP. www.agsp.de/html/a39.html

Malter, C. (2004): *Zur Situation von Pflegekindern und Konsequenzen für die Praxis der Jugendhilfe.* AGSP. www.agsp.de/html/a45.html

Malter, C. (2005): *Entwicklung und Schutz des Pflegekindes. Vortrag zum Jahresfest der Pflegeelternschule in Baden-Württemberg.* AGSP. www.agsp.de/html/a63.html

Malter, C.; Eberhard, K. (2000): *Entwicklungschancen für vernachlässigte und Misshandelte Kinder in sozialpädagogisch und psychotherapeutisch betreuten Pflegefamilien.* AGSP. www.agsp.de/html/a4.html

Mayes, L.C. ; Bornstein, M.H. (1997): *Attention regulation in infants born at risk.* In: Attention, Development and Psychopathology. The Guilford Press. ISBN: 1572301988

McCarton, C.M. et al. (1997): *Results of 8 Years of Early Intervention for Low-Birth Premature Infants:*

The Infant Health and Development Program. Obstetrical & Gynecological Survey. 52 (6): 341-342

Minister für Arbeit, Gesundheit und Soziales des Landes NRW. (1979): *Jugend in Nordrheinwestfalen. 3. Jugendbericht des Landes NRW.* Düsseldorf

Moore, K.L.; Persaud, T. (1993): *The developing human: Clinically Oriented Embryology.* Philadelphia: W.B. Saunders, p. 156

Newton, R.R.; Litrownik, AJ.; Landsverk, J.A. (2000): *Children and Youth in Foster Care: Disentangling the Relationship between Problem Behavoirs and the Number of Placements.* Child Abuse and Neglect. 24. 1363-1374.

Nienstedt, M.; Westermann, A. (1998): *Pflegekinder Psychologische Beiträge zur Sozialisation von Kindern in Ersatzfamilien.* 5. Aufl. Votum Verlag GmbH. ISBN 3-926549-12-2

Oerter, R., Montada L. (2002) *Entwicklungspsychologie.* 5. Auflage. Beltz Verlag

Perry, B. (2001): *Bonding und Attachment in maltreated children: Consequences of emotional neglect in childhood.* CTA Parent und Caregiver Education Series. Vol. 1 (4). ChildTrauma Academy Press. www.childtrauma.org.

Pschyrembel, W. (2004): *Pschyrembel Klinisches Wörterbuch.* (260. Auflage) Gruyter Verlag

Resch, F. (2001): *Selbstentfremdung: Entwicklungsstörung oder Selbstfürsorge.* Beiträge zur Individualpsychologie. Vol. 26. 99-116

Rückert, S. (2005*): Die feindlichen Eltern.* Die Zeit . Dossier. Ausgabe 17. 2005

Saß, H. Wittchen, H.-U., Zaudig M. (1996): *DSM - IV Diagnostisches und statistisches Manual psychischer Störungen.* Übersetzt nach der vierten Auflage des Diagnostic and statistical manual of mental disorders der American Psychiatric Association. Dt. Bearbeitung von Göttingen, Bern: Hogrefe.

Schmid, V.(2001): *Verwahrlosung - Devianz - antisoziale Tendenz. Stränge zwischen Sozial- und Sonderpädagogik.* Lambertus-Verlag. 1. Aufl. ISBN: 3784113664

Steiner, R. (1995): *Das esoterische Christentum und die geistige Führung der Menschheit*; Dornach; Rudolf Steiner Verlag

Steiner, R. (2003): *Die Erziehung des Kindes*; Dornach; Rudolf Steiner Verlag

Stolz, K. (2001): *„Vergessene Kinder ... Isolierte Familien"- Kindesvernachlässigung als Herausforderung für den Kinderschutz"*.Vortrag auf dem Fachkongress 2001 der Kinderschutz-Zentren in Stuttgart. SGBVIII Online Handbuch. http://www.sgbviii.de/S103.html

Streissguth, A.P.; Barr, H.M.; Kogan, J.; Bookstein, F.L. (1996): *Understanding the Occurrence of Secondary Disabilities in Clients with Fetal Alcohol Syndrom (FAS) and Fetal Alcohol Effects (FAE):* Final Report: University of Waschington School of Medicine, Fetal Alcohol Drug Unit

Streissguth, A.P.; Sampson, P.D., Olson, H.C.; Bookstein, F.L.; Barr, H.M.; Scott, M.; Feldman, J., Mirsky, A.F. (1994): *Maternal Drinking during Pregnancy: Attention an short-term Memory in 14-year-old offspring*

- a longitudinal prospective study. Alcoholism: Clinical and Eyperimental Research 18 (1); 202-218

Suess, G; Grossmann, K.E.; Sroufe, L.A. (1992): *Effects of infant attachment to mother and father on quality of adaptaion in preschool: From dyadic to individual organisation of self.* International Journal pf Behavioral Development Vol. 15. 43-65.

Wiemann, I. (2002): *Zusammenleben mit seelisch verletzten Kindern.* AGSP. www.agsp.de/html/d30.html

Wiemann, I. (2004): *Ratgeber Adoptivkinder.* 5. Auflage. Rowohlt Verlag. ISBN 3-499-19569-0

Wiemann, I. (2003) *Pflege und Adoptivkinder.* 7. Auflage. Rowohlt Verlag. ISBN 3-499-18851-1

Wiemann, I. (2005): *Ratgeber Pflegekinder.* 6. Auflage. Rowohlt Verlag. ISBN 3-499-19568-2

Zenz, G. (1979): *Kindesmisshandlung und Kindesrechte.* Suhrkamp. ISBN 35180752

Zenz, G. (2000): *Konfliktdynamik bei Kindesmisshandlung und Intervention in der Jugendhilfe.* AGSP. www.agsp.de/html/a8.html

Zenz, G. (2004): *Erkenntnisse von Bindungs- und Traumaforschung - Ihre Bedeutung und Umsetzung im Pflegekinderwesen.* Vortrag für „Fachtagung zur Qualitätssicherung im Pflegekinderwesen Sachsen-Anhalt" in Magdeburg. www.agsp.de/html/a50.html

Zelenko, M. A.; Benham, A. (2002): *Attachment Theory, Loss and Trauma - A Case Study.* Clinical Child Psychology and Psychiatry. Vol. 7 (2): 199-209

XVI. Weiterführende Literatur

Aichhorn, A. (2005): *Verwahrloste Jugend Die Psychoanalyse in der Fürsorgeerziehung.* Hans Huber Verlag, 11. unveränderte Aufl.

Ainsworth, M. (1962): *The effects of maternal deprivation: a review of findings and controversy in the context of research strategy. Public Health Pap. (14) 97-165.*

Blandow, J. (1972): *Rollendiskrepanzen in der Pflegefamilie.* München. Juventa-Verlag. ISBN 3-7799-0607-4.

Blandow, J. .Frauenknecht, B.(1980): *Dauerpflege, Adoption und Tagesbetreuung. Rechtliche und soziale Entwicklungen.* DJI Verlag Deutsches Jugendinstitut. ISBN: 3879661006

Blandow, J. (1997): *Hilfen zur Erziehung außerhalb des Elternhauses. Stationäre Erziehungshilfen auf dem statistischen Prüfstand.* In: Rauschenbach, T.; Schilling, M.: Die Kinder- und Jugendhilfe und ihre Statistik. Band II. Neuwied: Luchterhand 1997

Bowlby, J. (1951): *Maternal Care and Mental Health.* Genf: WHO-Monographie. Ser. No. 2

Bowlby, J. (1958): *Über das Wesen der Mutter-Kind-Beziehung.* In: Psyche 13, S. 415 - 456

Bowlby, J. (1969): *Attachment and loss. Vol. 1: Attachment.* New York. Pimlico. ISBN: 0712666214

Bowlby, J. (1973): *Attachment and loss. Vol. 2: Separation.* New York. Pimlico. ISBN: 0712674713

Bowlby, J. (1975): *Bindung. Eine Analyse der Mutter-Kind-Beziehung.* München. Kindler Verlag.

Bowlby, J. (1976): *Trennung. Psychische Schäden als Folge der Trennung von Mutter und Kind.* München. Kindler Verlag

Bowlby, J. (1983): *Verlust - Trauer und Depression.* Frankfurt. Fischer Verlag

Bowlby, J. (1995): *Elternbindung und Persönlichkeitsentwicklung. Therapeutische Aspekte derBindungstheorie.* Heidelberg. Dexter Verlag

Bremner, J. et al. (1997): *Magnetic resonance imaging-based measurement of hippocampal volume in post-traumatic stress disorder related to childhood physical and sexual abuse - preliminary report.* Biological Psychiatry. 41. 23-32

Cicchette, D.; Toth, S. (1995): *Child maltreatment and attachment organization: Implications for intervention.* In: Goldberg, S.; Muir, R.; Kerr, J. (eds.). Attachment theory: Social, developmental, and clinical perspectives. The Analytical Press. London. 279 - 308

Colton, M.; Heath, A. (1999): *Erziehung in Langzeitpflege-Verhältnissen.* In Colla u.a. (Hrsg.): Handbuch Heimerziehung und Pflegekinderwesen in Europa. Luchterhand-Verlag 1999. ISBN 3-472-02339-2.

DeBellis, M. et al. (1999): *Developmental traumatology Part I and II: Biological stress systems.* Biological Psychiatry. 45. 1259 - 1284

Dornes, M. (1997): *Die frühe Kindheit.* Frankfurt/M. Fischer Taschenbuch Verlag. ISBN 3-596-13548-6

Dornes, M. (2000): *Die emotionale Welt des Kindes.* Frankfurt/M. Fischer Taschenbuch Verlag, ISBN 3-596-14715-8

Dornes, M. (2000). *Vernachlässigung und Misshandlung aus der Sicht der Bindungstheorie.* In: Egle, u.; Hoffmann, O.; Joraschky, P. (Hg.): Sexueller Missbrauch, Misshandlung, Vernachlässigung. Stuttgart. 2. Auflage

Dührssen, A. (1958): *Heimkinder und Pflegekinder in ihrer Entwicklung.* Göttingen Verl. f. medizin. Psychologie. ISBN: B0000BUD4A

Eberhard, K. und G. (1996): *Aktionsforschung als Grundlage der Pflegeelternausbildung.* AGSP.http://agsp.net/html/a3.html

Fegert, J. M. (1998): *Die Auswirkungen traumatischer Erfahrungen in der Vorgeschichte von Pflegekindern.* In: 1. Jahrbuch des Pflegekinderwesens der Stiftung „Zum Wohle des Pflegekindes". Idstein

Fischer, G. (1986*): Empirische Forschung zur Wirkung von Traumata bei Kindern und Jugendlichen.* Psyche. 40. 145-161

Fischer, G. Berger, M. (1987): *Frühe Bindung im Kindesalter überflüssig?.* Der Kinderarzt. 11. 1563-1564

Fischer, G. Berger, M. (1988): *Risikofaktor Deprivation.* Der Kinderarzt. 12. 513-516

Fonagy, P.; Steele, M.; Steele, H.; Higgit, A.; Target, M. (1994): *The theory and practice of resilience.* J Child Psychology and Psychiatry. 35. 231-257

Francis, DD.; Meaney, MJ. (1999): *Maternal care and the development of stress responses current opinion.* Neurobiology. 9. 128 - 134

Fremmer-Bombik, E.; Grossmann, K.E. (1993): *Über die lebenslange Bedeutung früher Bindungserfahrungen.* In: Petzold, H. (Hrsg.). Frühe Schädigung - späte Folgen? Psychotherapie und Babyforschung. Band 1. Paderborn. Junfermann. 83-110

Gaschke, S. (2000): *Die innere Armut - Kinder verwahrlosen, oft schauen die Behörden zu.* Die Zeit. 5.Oktober 2000

Gerber, M. (1998): *Dein Baby zeigt Dir den Weg.* Freiamt. Mit Kindern wachsen Verlag

Glaser, D. (2000): *Child Abuse and Neglect and the Brain - a Review.* J Child Psychol Psychiat. 41. 97 - 116

Göppel, R. (1997): *Ursprünge der seelischen Gesundheit.* Blindeninstitutsstiftung Würzburg ISBN: 3925265724

Greenspan, S. I. (1999): *Die bedrohte Intelligenz - Die Bedeutung der Emotionen für unsere geistige Entwicklung.* Bertelsmann, München. ISBN: 357000113X

Grossmann, K & K. (1991): *Attachment quality as an organizer of emotional and behavioral responses* In: Parks, C.; Stevenson-Hinde, J.; und Marris, P. (Hg.): Attachment across the life cycle. London Tavistock Books. ISBN 0415056500

Grossmann, K. E.; Grossmann, K. (2001): *Die Bedeutung sprachlicher Diskurse für die Entwicklung internaler Arbeitsmodelle von Bindung.* In: G. Gloger-Tippelt (Hrsg.):

Bindung im Erwachsenenalter. Bern. Huber. S. 75 -101)

Grossmann, K.E.; Grossmann, K. (1995): *Frühkindliche Bindung und Entwicklung individueller Psychodynamik über den Lebenslauf.* Familiendynamik. (20). 171-192

Hartmann, K. (1977): Theoretische und emprische Beiträge zur Verwahrlosungsforschung. 2. Aufl. Springer-Verlag GmbH

Hemminger, H. (1982): *Kindheit als Schicksal? Die Frage nach den Langzeitfolgen frühkindlicher seelischer Verletzungen.* Reinbek bei Hamburg. Rowohlt

Huethner, G. (1996). *The central adaptation syndrome: Psychosocial stress as a trigger for adaptive modifications of brain structure and brain function.* Progress in Neurobiology 48 (1996): 569-612.

Hüther, G. (1997): *Biologie der Angst.* Vandenhoeck & Ruprecht. Göttingen

Hüther, G. (1998): *Stress and the adaptive self-organization of neuronal connectivity during early childhood.* Int J Devl Neurosci. 16. 297 - 306

Hüther, G. (2000): Die Evolution der Liebe. Vandenhoeck & Ruprecht. Göttingen

Hüther, G. (2001): *Die Bedeutung emotionaler Sicherheit für die Entwicklung des kindlichen Gehirns.* In: Gebauer, K.; Hüther, G. (Hrsg.) (2001): Kinder brauchen Wurzeln - Neue Perspektiven für eine gelingende Entwicklung. Walter-Verlag. ISBN 3-530-40124-2

Hüther, G. (2002): *Und nichts wird fortan so sein wie bisher.* Die Folgen traumatischer Kindheitserfahrungen für die weitere Hirnentwicklung. In: PAN (Hrsg.): Traumatisierte Kinder in Pflege- und Adoptivfamilien. Ratingen

Kast-Zahn, A. (2003): *Jedes Kind kann Regeln lernen. Vom Baby bis zum Schulkind. Wie Eltern Grenzen setzen und Verhaltensregeln vermitteln können. Das Buch des positiven Lenkens.* Oberstebrink/Eltern-Bibliothek

Klein, M. (2005): *Das Seelenleben des Kleinkindes und andere Beiträge zur Psychoanalyse.* 6. Aufl., Klett Cotta Hamburg

Kutik, Ch. (2000): *Entscheidende Kinderjahre. Ein Handbuch zur Erziehung von 0 bis 7.* Stuttgart, Verlag Freies Geistesleben

Lehr, U. (1978): *Die Rolle der Mutter in der Sozialisation des Kindes.* Darmstadt. Steinkopff Verlag. 2. Auflage

Lievegoed, B.C.J. (1976): *Entwicklungsphasen des Kindes.* Stuttgart: J. Ch. Mellinger Verlag

Main, M. (1999): *Desorganisation im Bindungsverhalten.* In: Spangler, G & Zimmermann, H. (Hg.). Die Bindungstheorie. Klett-Cotta /J. G. Cotta'sche Buchhandlung Nachfolger. 4. Aufl. ISBN: 3608917411

Malter, C.; Eberhard, K. (2001): *Entwicklungschancen für vernachlässigte und misshandelte Kinder in sozialpädagogisch und psychotherapeutisch betreuten Pflegefamilien.* In: 2. Jahrbuch des Pflegekinderwesens der Stiftung „Zum Wohle des Pflegekindes" (Hg.). Idstein

Martin, H. u.a. (1976): *Therapy for abusive parents: Ist effect on the child.* In: Martin, H. (ed.): A multidisciplinary approach to development issues and treatment. Cambridge, MA: Ballinger Publishing Co.

Matejcek. Zdenek (2003): *Schutzfaktoren in der psychosozialen Entwicklung ehemaliger Heim- und Pflegekinder.* In: Brisch, K.H.; Hellbrügge, T. (Hrsg.). Bindung und Trauma - Risiken und Schutzfaktoren für die Entwicklung von Kindern. Klett-Cotta, Stuttgart

Maywald, J. (2001): *Konsequenzen der Bindungsforschung für die Arbeit mit Pflege- und Adoptivkindern.* In: Kindeswohl. H. 1

McEwen, BS. (1999): *Stress and hippocampal plasticity.* Annual Reviews of Neuroscience. 22. 105 - 122

Meierhofer, M.; Keller, W. (1970): *Frustrationen im frühen Kindesalter.* Huber Verlag. 2. Aufl.

Nash, M.(1997). *Fertile Minds.* In: Time Magazine: How a childs brain develops. Vol. 149, No. 6

Nuber, U. (1995): *Der Mythos vom frühen Trauma. Über Macht und Einfluss der Kindheit.* Frankfurt/M.; Fischer Verlag

Perry, B. (1998): *Maltreated Children. Experience, Brain Development, and the Next Generation.* New York. London. Guilford Press

Perry, B. (2000): Violence and Childhood: How Persisting Fear Can Alter the Developing Child's Brain". www.childtrauma.org

Perry, B.; Pollard, R.; Blakley, T.; Baker, W. (1995): *Vigilante, D.; Childhood trauma, the neurobiology of adaption, and "use-dependent" development of the brain: How "states" become "traits".* Infant Mental Health Journal. 16. 271-291

Petermann, F.; Niebank, K.; Scheithauer, H. (Hrsg.) (2000): *Risiken in der frühkindlichen Entwicklung - Entwicklungspsychopathologie der ersten Lebensja*hre. Göttingen: Hogrefe Verlag

Pikler, E. (1988): Lasst mir Zeit. Die selbständige Bewegungsentwicklung des Kindes bis zum freien Gehen. München: Pflaum Verlag

Pollak, S.; Chicchetti, D.; Klormann, R. (1998): *Stress, memory and emotion. Developmental consideration for the study of child maltreatment.* Developmental Psychopathology. 10. 811 - 828

Post, R.; Weiss, S.; Leverich, G. (1994): *Recurrent affective disorder: Roots in developmental neurobiology and illness progression based on changes in gene expression.* Development and Psychopathology. 6. 781 - 813

Putnam, FW. (1993): *Dissociative disorders in children: behavioral profiles and problems.* Child Abuse and Neglect. 16. 39 - 45

Rauch, K. (2000): *Strategien zum Überleben.* In: Das Netz. H. 4

Robertson, J. (1970): *Young Children in Hospital.* London: Tavistock Publications

Rutter, M. (1972): *Bindung und Trennung in der frühen Kindheit. Forschungsergebnisse zur Mutterdeprivation.* München. Juventa. Verlag

Rutter, M. (1990): *Psychosocial resilience and protective mechanisms.* In: Rolf, J.; Masten, A.; Cicchetti, D. (Hrsg.). *Risk and Protective Factors in the Development of Psychopathology.* Cambridge. Cambridge University Press. 181-214

Rutter, M. (1991): *A fresh look at "maternal deprivation".* In: Bateson, P. (Hrsg.): The Development and

Integration of Behavior. Cambridge. Cambridge University Press. 331-374

Rutter, M. (2002): *Nature, nurture, and development: from evangelism through science toward policy and practice.* Child Development. 73. 1 - 21

Salgo, L. (1991): *Die Regelung der Familienpflege im KJHG.* In: Wiesener, R.; Zarbock, W. (Hrsg.): Das neue KJHG und seine Umsetzung in der Praxis. Köln

Salgo, L. (2001): *Zielorientierung und Hilfeplanung nach dem SGB VIII (KJHG).* In: 2. Jahrbuch des Pflegekinderwesens der Stiftung „Zum Wohle des Pflegekindes" (Hg.). Idstein

Sapolski, R.M. (1996): *Stress, glucocorticoids and damage to the nervous system: the current state confusion.* Stress. 1. 1 - 19

Saxe, GN.; Chinman, G.; Berkowitz, R. et al. (1994): *Somatization in patients with dissociative disorders.* American Journal of Psychiatry. 151. 1329 - 1334

Schmalohr, E. (1968): *Frühe Mutterentbehrungen bei Mensch und Tier.* München . Reinhardt Verlag,

Schone, R.; Gintzel, U.; Jordan, E. ;Kalscheuer, M.; Münder, J. (1997): *Kinder in Not : Vernachlässigung im frühen Kindesalter und Perspektiven sozialer Arbeit.* Münster Votum

Schore, A.N. (2001): *The effect of a secure attachment relationsship on right brain development, affect regulation, and infant mental health.* Infant Mental Health Journal. 22. 7 - 66

Singer, W. (1995): *Development and plasticity of cortical processing ardritectures.* Science. 270. 758 - 764

Spangler, G.; Zimmermann, P.(1999): Bindungstheorie - Grundlagen, Forschung und Anwendung. Stuttgart: Klett-Cotta

Spangler, G.; Fremmer-Bombik, E.; Grossmann, K. (1996): *Social and individual determinants of attachment security and desorganization during the first year.* In: Infant mental health journal 17. S. 127 - 139

Spangler, G.; Grossman, K. E. (1993): *Behavioral organization in securely attached infants.* In: Child Development 64. S. 1439 - 1450

Spiegel, D.; Cardena, E. (1991): *Disintegrated experience: the dissociative disorders revisited.* Journal of Abnormal Psychology. 100. 366 - 378

Spitz, R. (1945): *Hospitalism. Psychoanalytic Study of the child, II.;* Int. Univ. Press. New York

Spitz, R. (1945): *Hospitalismus: Eine Untersuchung der Genese psychischer Krankheitsbilder in der frühen Kindheit.* In: Bittner, G.; Schmid-Cords (Hrsg.): Erziehung in früher Kindheit. München. Piper. 1969. 77-98

Spitz, R. (1946b*): Die anaklitische Depression.* In: Bittner, G.; Schmid-Cords (Hrsg.): Erziehung in früher Kindheit. München. Piper. 1969. 104-135

Spitz, R. (2000): *Angeboren oder erworben? Die Zwillinge Cathy and Rosy - eine Naturgeschichte der menschlichen Persönlichkeit und Entwicklung. Vortragsreihe.* (Hrsg.) V. Köhler, L.; Beltz-Verlag, Weinheim/Basel

Spitz, R. (1969): *Hospitalismus II: Katamnese zur 1945 veröffentlichten Untersuchung.* In: Bittner, G.; Schmid-Cords (Hrsg.): Erziehung in früher Kindheit. München. Piper.

Streeck-Fischer, A.; Kepper, I.; Lehmann, U.; Schrader-Mosbach, H. (2000): *Gezeichnet für das Leben?*

Stationäre Psychotherapie von misshandelten und missbrauchten Kindern. in: A. Streeck-Fischer, U. Sachsse, & I. Oezkan, (Hrg.), Korper, Seele, Trauma. Gottingen: Vandenhoeck

Streeck-Fischer, A.; Van der Kolk, BA. (2000): *Down will come baby, cradle and all: diagnostic and therapeutic implications of chronic trauma on child development.* Australian and New Zealand Journal of Psychiatry. 34. 903 - 918

Streeck-Fischer, A. (2001): *Gezeichnet fürs Leben - Auswirkungen von Misshandlung und Missbrauch in der Entwicklung.* In: Gebauer, K.; Hüther G. (Hrsg.). Kinder brauchen Wurzeln - Neue Perspektiven für eine gelingende Entwicklung. Walter-Verlag. ISBN 3-530-40124-2

Streeck-Fischer, A.; Sachsse, U.; Özkan, I. (2001): *Körper, Seele,* Trauma. Göttingen. Vandenhoeck & Ruprecht

Swett, C.; Surrey, J.; Cohen, C. (1990): *Sexual and physical abuse histories and psychiatric symptoms among female psychiatric outpatients.* American Journal of Psychiatry. 144. 632 - 636

Teicher, MH.; Glod, CA.; Surrey, J.; Swett, C. (19939: *Early childhood abuse and limbic system ratings in adult psychiatric outpatients.* Journal of Neuropsychiatry and Clinical Neurosciences. 5. 301 - 306

Terr, L. (1991): *Childhood traumas: an outline and overview.* American journal of psychiatry. 148. S. 10-20

Tress, W. (1986): *Das Rätsel der seelischen Gesundheit. Traumatische Kindheit und früher Schutz gegen psychogene Störungen.* Göttingen. Vandenhoeck und Ruprecht

Tress, W. (1986): *Die positive Bezugsperson. Der Schutz vor psychogenen Erkrankungen.* Psychother med Psychol. 36. 51-57

Tress, W.; Reister, G. (1990): Zur traumatischen Schimäre des unempfindlichen Kleinkindes. Praxis Psychother und Psychosom. 35. 190-204

Van der Kolk, B. A. (1998): *Zur Psychologie und Psychobiologie von Kindheitstraumata.* In: Praxis Kinderpsychologie Kinderpsychiatrie. 47. S. 19-35

Van der Kolk, BA.; McFarlane, A.C.; Weisaeth, L. (Hrsg.) (1996): *Traumatic stress. The effects of overwhelming experience on mind, body and society.* New York/London. The Guilford Press

Van der Kolk, BA.; Pelcowitz, D.; Roth, S.; Mandel, F.; McFarlane, A.C.; Herman, J.L. (1996): *Dissociation, somatization, and affect dysregulation: the complexity of adaptation to trauma.* American Journal of Psychiatry. 153. 83 - 93

Van der Kolk, BA.; Perry, JC. Herman, JL. (1991): *Childhood origins of self-destructive behavior.* American Journal of Psychiatry. 148. 1665 - 1671

Van der Kolk, Ducey, CP. (1989): *The psychological processing of traumatic experience. Rorschach pattern in PTSD.* Journal of Traumatic Stress. 2. 259 - 265

Werner, E. und Smith, R. (1989): *Vulnerable but invincible. A longitudinal study of resilient children and youth.* New York Adams, Bannister, and Cox.

Wieser, A. (2000): *Die Entwicklung von Kindern in Pflegefamilien.* Diplomarbeit.

(Betreuung durch Univ.-Prof. Dr. P. Rossmann)

Winnicott, D. (1964): *The Child, the Family and the Outside World.* Penguin Books Ltd

Yarrow, L. (1977): *Trennung von den Eltern während der frühen Kindheit.* In:
Bonn, H.; Rosmanith, K. (Hg.). Eltern-Kind-Beziehung. Darmstadt

Young, L. (1992): *Sexual abuse and the problem of embodiment.* Child Abuse and Neglect. 16. 89 - 100

Zeanah, C.; Emde, R. (1993). *Attachment disorders in infancy.* In: Rutter, M.; Hersov, L. Taylor, E. (Hg.): Child and Adolescent Psychiatry. 32.

Zeanah, C.H.; Emde, R.N. (1994): *Attachment disorders in infancy and childhood.* In: M. Rutter, E.T.; Hersov, L. (Hrsg.). In: Child and adolescents psychiatry: Modern approaches. Oxford. Blackwell Scientific Publications. S. 490-504

Zenz, G. (2001): *Zur Bedeutung der Erkenntnisse von Entwicklungspsychologie und Bindungsforschung für die Arbeit mit Pflegekindern.* In: 2. Jahrbuch des Pflegekinderwesens der Stiftung „Zum Wohle des Pflegekindes“ (Hg.). Idstein